GU Fatburner Kompass

Lebensmittel, die schlank machen

GLYX-Faktor und wichtige Biostoffe

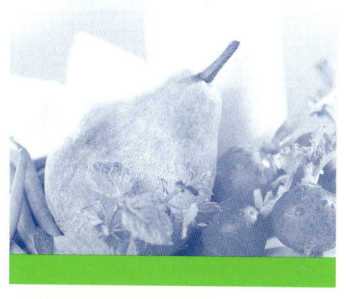

W0173458

Ein Wort zuvor

Schlank werden und auf Dauer schlank bleiben. Wer möchte das nicht! Das Angebot an Diäten ist riesig, doch oft ist der Jo-Jo-Effekt schon vorprogrammiert. Die Antwort heißt: Greifen Sie bewusst zu Fatburnern. Das sind Lebensmittel, die dem Körper beim Fettverbrennen helfen und den Stoffwechsel so in Schwung bringen.

Der glykämische Index von Lebensmitteln (kurz GLYX genannt) und seine Bedeutung wurde bereits in den 80er Jahren erkannt. Der GLYX entscheidet über Hunger- oder Sättigungsgefühl. Nimmt man Lebensmittel mit niedrigem GLYX zu sich, steigt der Blutzuckerspiegel nur langsam an. So fühlt man sich länger satt und hat nicht ständig Appetit. Genau darum geht es in diesem Kompass.

Wichtige Informationen über den GLYX-Faktor, welche Lebensmittel besonders figurfreundlich sind und warum Vital- und Biostoffe fürs Wohlfühlgewicht und Wohlbefinden nötig sind – all das finden Sie hier.

Das neue Wissen aus dem Tabellenteil können Sie mit der 7-Tage-Fatburner-Diät gleich in die Tat umsetzen. So nehmen Sie nicht nur mit Genuss ab, sondern auch ohne zu hungern!
Es gibt außerdem noch viele praktische Tipps, zum Beispiel was Sie außer Haus im Restaurant oder in der Kantine ohne schlechtes Gewissen essen können.

Abnehmen mit Fatburnern macht Spaß; die Figur zu halten, wird Ihnen gelingen. Und den Jo-Jo-Effekt können Sie für immer vergessen. In diesem Sinne: viel Vergnügen bei der Lektüre!

Heike Knophius

INHALT

WISSENSWERTES ÜBER DEN GLYX-FAKTOR

Es ist viel einfacher, als Sie denken, auf Dauer schlank zu werden und zu bleiben. Haben Sie bereits viele Diäten mehr oder weniger erfolgreich beendet? Mit den so genannten Fatburnern gelangen Sie garantiert zu Ihrem Wohlfühlgewicht. Das Stichwort hierfür heißt glykämischer Index, kurz GLYX genannt. Er entscheidet darüber, ob Sie nach einer Mahlzeit schnell wieder Appetit haben, noch mehr essen und somit zunehmen oder nicht.

DER GLYKÄMISCHE INDEX

Der GLYX gibt an, wie schnell der Blutzuckerspiegel steigt, wenn Sie ein kohlenhydratreiches Nahrungsmittel essen. Solche mit hohem GLYX werden rasch verdaut und lassen den Blutzuckerspiegel schnell und hoch ansteigen. Fast genauso rasch fällt er wieder, und Sie haben den bekannten »Heißhunger«. Anders wirken Nahrungsmittel mit einem niedrigen GLYX. Ihre Verdauung benötigt mehr Zeit, und der Blutzuckerspiegel steigt nur langsam an. Es gibt keine »Spitzen« und damit auch keinen raschen Blutzuckerabfall. Sie fühlen sich länger satt und vor allem auch fit (siehe Seite 9).

HINWEIS:

Kohlenhydrate bestehen aus verschiedenen Zuckerbausteinen, die vom Körper in Glucose (Traubenzucker) umgewandelt werden. Das ist die Zuckerform, mit der unser Körper arbeiten kann. Wenn Sie die richtigen Kohlenhydrate zu sich nehmen, muss der Körper sogar Energie aufwenden, um sie in Glucose umzuwandeln.

Nahrungsmittel mit einem niedrigen GLYX wirken als Fatburner. Sie sorgen dafür, dass Ihr Blutzuckerspiegel nicht Achterbahn fährt und Sie nicht ständig Appetit auf etwas Süßes haben und deshalb unkontrolliert essen.

Nahrungsmittel mit niedrigem GLYX

➤ *lassen den Blutzuckerspiegel langsam ansteigen*
➤ *helfen die Essgewohnheiten auf Dauer zu ändern*
➤ *tragen zur Gewichtsreduktion bei*
➤ *wirken sich positiv auf den Insulinspiegel aus*

Die verschiedenen Kohlenhydrate

Kohlenhydrate kommen vor allem in pflanzlichen Nahrungsmitteln wie Getreide, Früchten, Gemüse und Hülsenfrüchten vor. Aber auch Milch und Milchprodukte enthalten Kohlenhydrate.

Tipp:

Wie schnell Kohlenhydrate vom Körper verwertet werden, hängt auch davon ab, in welcher Form wir sie verzehren. Fette und Ballaststoffe als Begleiter von Kohlenhydraten verzögern deren Verdauung. Bevorzugen Sie ballaststoffreiche Nahrungsmittel. Sie sind besser als fett- und kohlenhydratreiche Nahrungsmittel.

Es gibt Kohlenhydrate, die nur aus einem Zuckerbaustein bestehen (Früchte enthalten beispielsweise nur Fruchtzucker = Fructose) und solche, die aus zwei beziehungsweise vielen Zuckerbausteinen aufgebaut sind. So besteht zum Beispiel der Milchzucker (Lactose) aus zwei Zuckerbausteinen, während die Kohlenhydrate in Hülsenfrüchten, Getreide und Kartoffeln aus vielen Zuckerbausteinen zusammengesetzt sind.

Je mehr Zuckerbausteine ein Nahrungsmittel enthält, desto mehr Energie braucht der Körper, um sie in Glucose umzuwandeln. Diese wird in der Leber und in den Muskeln gespeichert. Sowohl unser Gehirn als auch die Muskeln selbst benötigen Glucose zum Arbeiten. Sobald die Speicher leer sind, müssen sie neu aufgefüllt werden.

GEGENSPIELER INSULIN UND GLUKAGON

Unsere Bauchspeicheldrüse produziert zwei Hormone, die darüber entscheiden, ob Sie dick werden und bleiben oder ob Sie abnehmen. Wenn Sie Nahrungsmittel mit einem hohen GLYX, zum Beispiel Süßes, essen oder trinken, produziert die Bauchspeicheldrüse das Hormon Insulin. Das ist lebenswichtig: Ohne Insulin bleibt der Zucker im Blut und zerstört unsere Nerven und unsere Gefäße. Eine zu hohe Ausschüttung von Insulin kann jedoch fatale Folgen für die Figur haben.

HINWEIS:

Der GLYX wurde ursprünglich zur Vereinfachung der Ernährungsplanung für Diabetiker entwickelt. Mit ihm sollte ein rascher Blutzuckeranstieg besser unter Kontrolle gebracht werden. Inzwischen spielt der GLYX auch in der modernen Ernährung eine große Rolle.

Insulin macht dick

Wenn Ihr Blutzuckerspiegel rasch in die Höhe schnellt, produziert die Bauchspeicheldrüse jede Menge Insulin. Dieses schickt die Zuckermoleküle direkt in die Zellen, und dort bleiben sie dann auch. Mit dem Ergebnis, dass

Ihr Blutzuckerspiegel sehr schnell wieder absinkt, und zwar unter den normalen Wert. Dadurch geht dem Gehirn in kurzer Zeit der Energielieferant Glucose aus. Sie fühlen sich schlapp, fahrig, unkonzentriert und bekommen plötzlich einen starken Heißhunger auf etwas Süßes. Unbewusst greifen Sie jetzt erneut zu Naschereien, und der Teufelskreis beginnt. Die Insulinproduktion wird wieder angeregt, der Zucker direkt in die Zellen abtransportiert, und Sie wollen kurz darauf schon wieder etwas Süßes essen oder trinken.

Wenn sich Ihr Körper erst einmal daran gewöhnt, dass ständig Insulin produziert wird, geht die Botschaft »Ich bin satt« verloren. Sie nehmen unweigerlich zu. Der Fatburner Glukagon, der für den Fettabbau zuständig ist, kommt nicht zum Zuge, solange das Insulin aktiv ist.

TIPP:

Bevorzugen Sie auch als Snack Nahrungsmittel, die einen niedrigen GLYX haben, zum Beispiel einen Apfel, Beerenobst oder getrocknete Aprikosen. Diese Nahrungsmittel sorgen dafür, dass der Blutzuckerspiegel nur langsam ansteigt und auch ebenso langsam wieder sinkt. Nur so bekommt das Hormon Glukagon die Möglichkeit, aktiv zu werden.

Glukagon macht schlank

Glukagon ist der Gegenspieler von Insulin. Sobald der Blutzuckerspiegel unter einen bestimmten Wert fällt, produziert die Bauchspeicheldrüse Glukagon. Dieses Hormon signalisiert der Leber, den Blutzuckerspiegel wieder zu erhöhen. Dafür muss Fett, das den Fettzellen entzogen wird, in Zucker umgewandelt werden.

Wie wird der GLYX ermittelt?

Die Nahrungsmittel werden (nach Crapo) auf einer Skala zwischen 1 und 100 eingestuft. Da Traubenzucker (Glucose) sofort ins Blut übergeht, wurde für ihn der Wert 100 festgelegt. Glucose ist daher der so genannte Referenzwert. Alle anderen Werte werden dazu in Beziehung gesetzt.

Der GLYX-Wert vieler Nahrungsmittel wurde inzwischen anhand von Blutuntersuchungen an Testpersonen festgelegt. Diese Werte zeigen, in welchem Maß der Blutzuckerspiegel im Verhältnis zum Traubenzucker ansteigt und wieder abfällt. Man unterscheidet zwischen Nahrungsmitteln mit einem niedrigen GLYX (bis 50), einem mittleren GLYX (bis 70) und Nahrungsmitteln mit einem hohen GLYX (ab 70).

Ein hoher GLYX macht dick

Zu den Nahrungsmitteln mit einem hohen GLYX zählen neben dem Zucker auch alle Produkte, die Zucker enthalten. Zucker ist nicht nur Bestandteil von Gebäck, Kuchen und Torten. Auch Säfte, Limonaden, Fertigmüslis, Schokolade und viele andere industriell hergestellte Nahrungsmittel enthalten den weißen Dickmacher.

Bei der Verarbeitung von Rohprodukten werden den Nahrungsmitteln zudem oft wertvolle Ballaststoffe entzogen. Instant-Reis, Kartoffelpüree, Weißbrot und Konfitüre sind nur einige Beispiele dafür. Auf solche Produkte sollten Sie nach Möglichkeit verzichten.

GUTE UND SCHLECHTE KOHLENHYDRATE

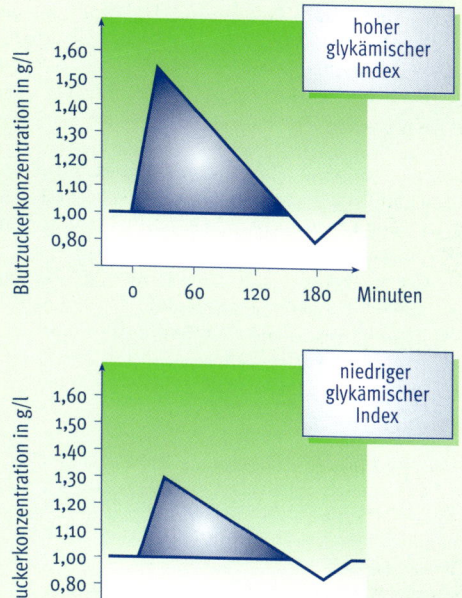

Nahrungsmittel mit einem hohen GLYX lassen den Blutzuckerspiegel schnell und hoch ansteigen. Nahrungsmittel mit einem niedrigen GLYX sorgen dagegen für einen nicht allzu hohen Anstieg des Blutzuckerspiegels und einen langsamen Abfall.

Der GLYX und die Sporternährung

Sportler haben schon lange den Vorteil einer kohlenhydratreichen Ernährung erkannt und setzen Mahlzeiten mit Nahrungsmitteln, die viele Kohlenhydrate enthalten, gezielt vor Wettkämpfen ein.

Speisen mit reichlich Kohlenhydraten, einem niedrigen GLYX und mit hohen Anteilen an lebenswichtigen Vitaminen und Mineralstoffen helfen, den Körper beim Sport langsam und fortdauernd mit Energie zu versorgen. Diese Mahlzeit sollte etwa zwei Stunden vorher verzehrt werden.
Während des Sports sorgen Getränke mit schnell verfügbaren Kohlenhydraten und Mineralstoffen für einen raschen Energieschub und gleichen Wasser- und damit verbundene Mineralstoffverluste aus. Nach dem Sport füllen Speisen mit einem hohen GLYX die »geplünderten« Speicher dann schnell wieder auf.

Tipp:

Wer abnehmen und sein Gewicht halten möchte, sollte sich nicht nur an die Fatburner halten. Denn keine Diät wirkt ohne Bewegung. Planen Sie ein kleines »Trainingsprogramm« in Ihren Tagesablauf ein.

Bewegung macht glücklich. Schon nach ein paar Tagen spüren Sie, wie Ihre Muskeln wachsen und Ihr Körper straffer wird. Sie werden gelenkiger und fühlen sich einfach wohler. Dafür müssen Sie noch nicht einmal ins Fitnessstudio gehen.

WECKEN SIE DAS KIND IN SICH

➤ *Laufen Sie schnell*
➤ *Hüpfen Sie morgens wie ein »Hampelmann« einige Minuten vor dem Spiegel*
➤ *Schaffen Sie sich Inlineskates an*
➤ *Schwimmen Sie, aber nicht um die Wette*
➤ *Fahren Sie gemütlich Fahrrad, und entdecken Sie dabei die Natur*
➤ *Überlassen Sie den Fahrstuhl anderen*
➤ *Lassen Sie sich vom Springseil verführen*
➤ *Holen Sie den Hula-Hoop-Reifen wieder aus dem Keller, oder benutzen Sie den Ihrer Tochter*
➤ *Tanzen Sie zu Ihrer Lieblingsmusik*
➤ *Gehen Sie in der kalten Jahreszeit ruhig mal wieder Schlitten fahren oder Schlittschuh laufen*
➤ *Machen Sie spontan eine Schneeballschlacht*
➤ *Helfen Sie Freunden bei der Gartenarbeit*
➤ *Wandern Sie zu einem weit entfernten Biergarten, und trinken Sie dann Mineralwasser oder Apfelsaftschorle*

Es finden sich immer und überall viele Möglichkeiten, sich zu bewegen: ob Hausputz, Wanderung durch Wälder und Wiesen oder auch zwischendurch im Büro.

Belohnen Sie sich nach körperlichen Aktivitäten auf keinen Fall mit »Extrakalorien«, auch wenn Bewegung hungrig macht. Löschen Sie Ihren Durst mit Mineralwasser oder verdünnten Obst- und Gemüsesäften. Stillen Sie Ihren Appetit mit frischen Früchten, Rohkost oder einer Quarkspeise mit zerkleinertem Obst.

FETT: TREFFEN SIE DIE RICHTIGE WAHL

Nahrungsmittel mit einem hohen Anteil an gesättigten Fettsäuren liefern »schlechtes« Fett. Solche, die reichlich einfach und mehrfach ungesättigte Fettsäuren enthalten, sind hingegen eine ausgezeichnete Quelle für »gutes« Fett. Da der Kaloriengehalt von Fett etwa doppelt so hoch ist wie der von Eiweiß und Kohlenhydraten, sollten Sie fettreiche Nahrungsmittel maßvoll genießen.

TIPP:

Als Grundregel gilt: Gehen Sie möglichst sparsam mit Fett um, und verwenden Sie zum Braten sowie für Dressings nur pflanzliche Öle. Essen Sie mindestens zweimal in der Woche gedünsteten Fisch aus dem Meer.

»Gutes Fett«

Viele einfach ungesättigte Fettsäuren sind in Erdnuss-, Raps- und Olivenöl sowie in Avocados, Erdnüssen und Geflügel enthalten.

Mehrfach ungesättigte Fettsäuren liefern Soja-, Sonnenblumen-, Distel- und Maiskeimöl. Weitere gute Quellen sind Nüsse, speziell Walnüsse, Samen und Fische aus dem Meer wie Makrelen, Heringe, Sardinen sowie Lachs. Die wichtigsten mehrfach ungesättigten Fettsäuren heißen Linol- und Linolensäure.

»Schlechtes Fett«

Es steckt vor allem in tierischen Nahrungsmitteln wie Fleisch, Wurstwaren, Käse, Eiern und Butter. Aber auch pflanzliche Produkte wie Kokosfett und Kakao liefern gesättigte Fettsäuren und damit »schlechtes« Fett. Es erhöht den Cholesterinspiegel im Blut.

RISIKOFAKTOR: FETT UND KOHLENHYDRATE

Wenn Sie Fett und Nahrungsmittel mit einem hohen GLYX kombinieren, hat dies fatale Folgen für Ihre Figur. Denn wenn der Blutzuckerspiegel rasch ansteigt und vermehrt Insulin ausgeschüttet wird (siehe Seite 6), werden die Fettmoleküle sofort in den Fettzellen eingeschlossen und nicht verbrannt. Sie verursachen so die unerwünschten Fettpölsterchen an Hüften, Bauch und Po.

Regel 1:
Vermeiden Sie, fettreiche Nahrungsmittel mit Produkten, die einen hohen GLYX haben, zu kombinieren:
- ➤ *Schweinebraten mit Sauce und Kartoffeln*
- ➤ *Spaghetti mit Gorgonzolasauce*
- ➤ *Baguette mit Käse oder Salami*
- ➤ *Bratwurst mit Pommes frites*

Regel 2:
Essen Sie zu Nahrungsmitteln mit einem hohen GLYX fettarme Produkte, beispielsweise:
- ➤ *Pellkartoffeln mit Kräuterquark*
- ➤ *Folienkartoffeln mit Steak*
- ➤ *Spaghetti mit Gemüse*
- ➤ *Naturreis mit pochiertem Fisch*

Regel 3:
Stellen Sie Ihre Mahlzeiten aus Produkten mit einem niedrigen GLYX, vielen Ballaststoffen, wenig, aber »gutem« Fett und eiweißreichen Nahrungsmitteln zusammen.

HINWEIS:
Wenn Sie Nahrungsmittel mit einem niedrigen GLYX und gleichzeitig einem hohen Ballaststoffanteil essen, steigt der Blutzuckerspiegel nur langsam an. Dadurch fühlen Sie sich länger satt und nehmen langfristig ab.

EIWEISS: SORGT FÜR POWER

Neben Wasser und Fett besteht unser Körper auch aus Eiweiß. Es ist aus 20 bis 25 verschiedenen Eiweißbausteinen aufgebaut, den so genannten Aminosäuren. Sie sorgen dafür, dass unsere Körperzellen erneuert und repariert werden. Da durchschnittlich bis zu 300 g Eiweiß täglich in unserem Körper umgesetzt (zu Aminosäuren abgebaut und zu neuen Eiweißstoffen zusammengesetzt) werden, muss eine entsprechende Eiweißzufuhr stattfinden. Doch selbst wenn genügend Eiweiß verzehrt wird, bedeutet dies noch lange nicht, dass es auch von unserem Körper vollständig verwertet werden kann. So sind zum Beispiel bestimmte Aminosäuren hitzeempfindlich. Andere wiederum werden in Verbindung mit Fett schlechter ab- und umgebaut. Auch wenn Vitalstoffe fehlen, kann Eiweiß nicht verwertet werden. Denn diese helfen eiweißspaltende Enzyme zu produzieren (siehe Seite 19).

HINWEIS:

Im Gegensatz zu den Kohlenhydraten, deren Hauptaufgabe die Zufuhr von Energie ist, sind die Eiweißbausteine der Stoff, aus dem wir selbst bestehen. Und nicht nur wir, die ganze Natur ist aus Aminosäuren aufgebaut.

TIERISCHES UND PFLANZLICHES EIWEISS

Es gibt tierisches und pflanzliches Eiweiß. Generell kann unser Körper Eiweiß aus tierischen Produkten besser verwerten. Das heißt, er kann aus tierischem Eiweiß mehr körpereigenes Eiweiß aufbauen. Durch eine geschickte Kombination von Nahrungsmitteln können Sie die Eiweißqualität (Biologische Wertigkeit) von pflanzlichem Eiweiß allerdings um einiges erhöhen.

KOMBINIEREN SIE

➤ *Getreide und Milch bzw. Milchprodukte (Müsli)*
➤ *Kartoffeln und Milch bzw. Milchprodukte*
  (Pellkartoffeln mit Kräuterquark)
➤ *Gemüse und mageres Fleisch bzw. Fisch*
➤ *Hülsenfrüchte und mageres Fleisch bzw. Fisch*

Dadurch führen Sie Ihrem Körper gleichzeitig auch
Kohlenhydrate sowie wertvolle Vitamine und Mineralstoffe zu. So kann das Eiweiß auch tatsächlich verwertet,
sprich ab- und umgebaut werden.

MUNTERMACHER EIWEISS

Daneben wirkt Eiweiß in Verbindung mit Kohlenhydraten
auch als Muntermacher. Denn Kohlenhydrate allein
macher eher müde. Sie veranlassen im Gehirn die Bildung
solcher Neurotransmitter (chemische Botenstoffe), die
dämpfend wirken. Eiweiß verhindert dies. Denn aus der
Aminosäure Tyrosin werden die Botenstoffe Dopamin
und Norepinephrin zusammengesetzt. Sie wirken bele-
bend und regen uns geistig an.

BERECHNEN SIE IHREN GRUND-EIWEISSBEDARF

Körpergewicht (kg) ___ x 0,8 g = ___ g Eiweiß
Zum Beispiel: 60 (kg) x 0,8 g = 48 g Eiweiß

Die Deutsche Gesellschaft für Ernährung empfiehlt
0,8 Gramm Eiweiß pro Kilogramm Körpergewicht für
Erwachsene. Wenn Sie also beispielsweise 60 Kilogramm
wiegen, benötigen Sie täglich 48 Gramm Eiweiß. Bei
sportlichen Aktivitäten kann sich dieser Bedarf verdop-
peln. Deshalb nehmen Sportler oft Eiweißpräparate.

FATBURNER: HORMONE UND BIOSTOFFE

Eiweiß ist auch wichtig für den Hormonhaushalt. Nicht nur Glukagon, sondern auch andere Hormone wirken als Fatburner. Ihre Wirkung wird durch bestimmte Aminosäuren noch verstärkt.

DAS WACHSTUMSHORMON

Das Wachstumshormon arbeitet, während wir schlafen. Es sorgt dafür, dass Fettmoleküle aus den Fettzellen abgezogen und unser Gewebe, die Zellen und die Muskeln ständig erneuert werden – und dabei wird Energie verbraucht. Dies ist auch ein Grund, warum wir am Morgen weniger wiegen als abends.

Speziell die Aminosäuren Arginin und Lysin regen das Wachstumshormon an. Beide kommen vor allem in Haferflocken, Milchprodukten, Eiern und Geflügel vor. Damit das Wachstumshormon seine Wirkung voll entfalten kann, benötigt es außerdem Vitamin C sowie Vitamin B6, beide sind wasserlösliche Vitamine.

CARNITIN

Es hilft beim Transport der Fettmoleküle aus den Fettzellen. Um Carnitin zu bilden, benötigt der Körper die Aminosäuren Lysin und Methionin. Lysin ist vor allem in Milchprodukten, Eiern und Fleisch enthalten. Lammfleisch, Rindersteaks und Geflügel liefern Methionin. Übergewichtige und Vegetarier haben oft einen Mangel an Carnitin. Ihre Nahrung enthält meist zu viel Fett und Kohlenhydrate und zu wenig tierisches Eiweiß.

DIE STRESSHORMONE

Auch sie helfen Fett zu verbrennen. Zu ihnen gehören unter anderem Adrenalin und Noradrenalin. Beide unterdrücken die Produktion von Insulin in der Bauchspeicheldrüse und setzen dadurch Fett zum Umbau in Energie frei. Energie, die Ihr Körper und Ihr Geist in Stresssituationen verstärkt benötigt.

Ein weiteres Stresshormon, das die Fettzellen öffnet und dadurch den Abbau von Fett ermöglicht, ist Cortisol. Es wird aus Cholesterin gebildet. Wichtig: Zur Bildung von Stresshormonen wird ebenfalls Vitamin C benötigt.

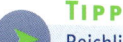

TIPP:

Reichlich Vitamin C enthalten grüne Gemüse wie Brokkoli, Grünkohl, Fenchel sowie alle Paprikaschoten. Ausgezeichnete Vitamin-C-Lieferanten sind außerdem Früchte wie schwarze Johannisbeeren, Kiwis sowie alle Zitrusfrüchte.

DIE SCHILDDRÜSENHORMONE

Auch unsere Schilddrüse beeinflusst den Fettabbau. Damit die Schilddrüse »Fett fressende« Hormone bilden kann, benötigt sie an erster Stelle Jod. Es ist in jodiertem Speisesalz und in Fischen aus dem Meer sowie in vielen Schalentieren enthalten.

An zweiter Stelle rangiert die Aminosäure Tyrosin. Jod und Tyrosin verbinden sich zum Schilddrüsenhormon Thyroxin. Es wirkt wie ein Streichholz bei der Fettverbrennung.

TAURIN

Es steckt als Aufputschmittel in Energiedrinks. Diese Aminosäure hilft der Hirnanhangsdrüse ihre Fett schmelzenden Hormone zu verschicken. Taurin kann vom Körper mit Hilfe von Methionin selbst produziert werden. Taurin kommt in Krabben, Muscheln und Fleisch vor.

METHIONIN

Methionin ist eine essentielle Aminosäure, das heißt, sie kann vom Körper nicht selbst hergestellt werden und muss daher über die Nahrung aufgenommen werden. Sie spielt eine Schlüsselrolle beim Eiweißaufbau und Fettabbau. Denn Methionin unterstützt die Produktion von Adrenalin, das aufputscht. Gleichzeitig ist Methionin Baustein von Muskeleiweiß. Wenn nicht genug Methionin im Blut ist, fühlt man sich müde und schlapp. Es ist in Eigelb, Fleisch, Fisch, Geflügel, Joghurt, Käse und Linsen enthalten.

DAS FÖRDERT DEN FETTABBAU

➤ *Frisches Obst und Gemüse, Salate*
➤ *Vollkornprodukte und Naturreis*
➤ *Magere Milchfrischprodukte und magerer Käse*
➤ *Mageres Fleisch und Geflügel*
➤ *Frischer Seefisch und Schalentiere*

VITALSTOFFE:
OHNE SIE GEHT NICHTS

Zu den Vitalstoffen zählen Vitamine und Mineralstoffe. Sie spielen für ein gesundes Leben eine wichtige Rolle. Der Begriff Vitamin setzt sich zusammen aus vita (lateinisch für Leben) und Amin (Stickstoffverbindung). Unser Körper kann Vitamine nicht oder nur in geringem Umfang selbst herstellen, deshalb müssen wir sie mit der Nahrung zu uns nehmen. Das Gleiche gilt auch für die Mineralstoffe. Sowohl die Vitamine als auch die Mineralstoffe beeinflussen die Stoffwechselvorgänge im Körper wie zum Beispiel die Bildung von Hormonen.

HINWEIS:

Vitamine haben in erster Linie steuernde Funktionen oder wirken als Katalysatoren, das heißt, sie lösen biochemische Reaktionen aus beziehungsweise beschleunigen sie. Sie werden daher auch als Schutz- oder Reglerstoffe bezeichnet.

ARBEITSTEILUNG BEIM FETTABBAU

Zum Abbau der Fettzellen werden neben Hormonen und Biostoffen auch bestimmte Vitamine und Mineralstoffe benötigt. Denn die Fettmoleküle müssen aus den Fettzellen zu den Muskelzellen abtransportiert werden. Dort erfolgt dann die eigentliche Fettverbrennung.

Deshalb müssen wir genügend Vitamine und Mineralstoffe mit der Nahrung aufnehmen. Die einzelnen Vitamine können sich in ihrer Wirkung zwar verstärken, sich jedoch nie gegenseitig in ihren spezifischen Funktionen ersetzen. Einige Vitamine sorgen zudem dafür,

dass bestimmte Mineralstoffe vom Körper besser verwertet werden können. Wenn wir uns also einseitig ernähren, besteht die Gefahr, dass wir nicht alle Vitalstoffe
zu uns nehmen, die wir benötigen. Dadurch kann sich
leichter Fett an unseren Hüften ansetzen.

DIE ANTIOXIDATIVE WIRKUNG VON VITAMINEN

Das Stichwort für die antioxidative Wirkung von Vitaminen heißt freie Radikale. Sie werden durch bestimmte
Vitamine unschädlich gemacht. Vitamin E, C und Beta-
Carotin, die Vorstufe von Vitamin A, sowie das Spuren-
element Selen wirken in unserem Körper als so genannte
Radikalfänger. Während Beta-Carotin die Zelle außen
vor freien Radikalen schützt, wehrt Vitamin E, unterstützt von Selen, freie Radikale der Zellwand ab. Letzt-
endlich setzt Vitamin C sie endgültig außer Gefecht.

Rotes und purpurrotes Obst und Gemüse enthalten
Anthozyane (Pflanzenfarbstoffe), die als Antioxidantien
wirken. Essen Sie regelmäßig Auberginen, Erdbeeren,
Heidelbeeren, süße Kirschen, Pflaumen, rote Äpfel, Rote
Bete, rote Weintrauben und Rotkraut.

TIPP:

Vitamin C hält die Zellen jung und sorgt dadurch für
eine schöne Haut. Denn die freien Radikale begegnen
uns täglich in Form von Umweltgiften, Genussmitteln
und UV-Strahlen, die uns äußerlich und innerlich altern
lassen. Gönnen Sie sich also jeden Tag eine Extrapor-
tion Vitamin C, zum Beispiel in Form von Ascorbinsäure
(Pulver) aus der Apotheke.

VITAMIN C

Vitamin C schützt nicht nur vor Erkältungskrankheiten und stärkt unser Immunsystem. Es unterstützt auch die »Fett fressenden« Hormone wie beispielsweise Noradrenalin, das in Stresssituationen freigesetzt wird. Dadurch werden in kurzer Zeit Fettmoleküle aus den Fettzellen abtransportiert und zur Energiegewinnung umgebaut. Auch das Wachstumshormon und Carnitin benötigen Vitamin C, damit sie ihre Fett verbrennende Wirkung voll entfalten können.

Wer Übergewicht hat, leidet in der Regel auch an Vitamin-C-Mangel. Denn Vitamin C schützt alle Zellen, und wer besonders viele prall gefüllte Zellen hat, der benötigt auch noch mehr Schutz – und dafür sorgt unter anderem eine erhöhte Vitamin-C-Zufuhr.

TIPP:

Verzichten Sie auf stark gesalzene Speisen und Fertiggerichte, kochen Sie lieber selbst mit Produkten vom Wochenmarkt, und würzen Sie mit frischen Kräutern. Wichtig: Die Kräuter immer zuletzt unter das Essen mischen, denn beim Kochen verlieren sie ihr Aroma und ihre wertvollen Vitamine und Mineralstoffe.

KALIUM

Kalium reguliert zusammen mit Natrium den Wasserhaushalt. Während Natrium Wasser bindet, schwemmt Kalium Wasser aus den Zellen. Wenn das Gleichgewicht nicht stimmt, sammelt sich entweder zu viel Wasser im Körper an, und man fühlt sich dick. Wenn sich hingegen zu wenig Wasser in den Körperzellen befindet, bekommt man Falten und Runzeln.

MAGNESIUM

Es ist nicht nur das Glücksmineral, weil es die Glücks-
übermittler (Neurotransmitter) bindet. Magnesium ist
auch unerlässlich für den Transport von Sauerstoff und
Hormonen. Ein Mangel an Magnesium führt zu Müdigkeit, Gereiztheit und Muskelkrämpfen. Aufgrund der
magnesiumarmen Böden enthalten viele Nahrungsmittel
bis zu 40 Prozent weniger Magnesium als noch vor
90 Jahren. Deshalb leiden viele Menschen hierzulande
unter einem akuten Magnesiummangel.

Grünes Gemüse, Avocados, Vollkornprodukte, Nüsse
und Hülsenfrüchte sind besonders magnesiumreich.

JOD

Jod ist maßgeblich an der Bildung der Schilddrüsenhormone beteiligt. Bei Jodmangel werden wir unweigerlich dick. Denn die Schilddrüsenhormone wirken
»Fett fressend«. Und bei einem Mangel läuft unser
Stoffwechsel nur auf Sparflamme.

Nehmen Sie zum Würzen ausschließlich jodiertes Salz,
und essen Sie mindestens zweimal pro Woche Fische
aus dem Meer oder Schalentiere.

TIPP:

Essen Sie möglichst abwechslungsreich, damit Sie
auch alle Vitamine, Mineral- und Nährstoffe in den
Mengen zu sich nehmen, die Ihr Körper benötigt.
Ein Mangel an ihnen kann ebenfalls zu Übergewicht
führen.

CHROM

Dieser Mineralstoff beeinflusst den Blutzuckerspiegel. Er sorgt dafür, dass Insulin aus dem Blut abgebaut und dadurch Fett aus den Fettzellen mobilisiert werden kann. Ein Mangel an Chrom verursacht Müdigkeit.

Gute Chromquellen sind Vollkornprodukte, Pflaumen, Brokkoli, Nüsse und Käse.

DARAUF SOLLTEN SIE BEI IHRER ERNÄHRUNG ACHTEN:

➤ *Essen Sie mindestens fünfmal am Tag frisches Obst, Gemüse, Salat oder Rohkost*

➤ *Verwenden Sie möglichst nur pflanzliche Öle zum Braten und Grillen*

➤ *Bevorzugen Sie für Salatdressings und Dips magere Milchprodukte wie Quark oder Joghurt*

➤ *Planen Sie mindestens zweimal pro Woche Fisch aus dem Meer oder Schalentiere in Ihren Speiseplan ein*

➤ *Ernähren Sie sich so abwechslungsreich wie möglich. Nur dann können Sie sicher sein, dass Sie alle Nährstoffe zu sich nehmen, die Ihr Körper benötigt*

➤ *Verzichten Sie möglichst auf Fertigprodukte*

➤ *Trinken Sie nach Möglichkeit 2-3 Liter pro Tag. Bevorzugen Sie dabei Mineralwasser ohne oder mit wenig Kohlensäure, Früchtetees oder frisch gepresste Obst- und Gemüsesäfte*

➤ *Meiden Sie hochprozentigen Alkohol. Trinken Sie zu Wein immer die gleiche Menge Mineralwasser*

➤ *Kontrollieren Sie Ihren Kaffeekonsum. Zu viel Kaffee macht nervös und durstig*

➤ *Orientieren Sie sich beim Essen im Restaurant und in der Kantine an unseren Vorschlägen (siehe nächste Seite)*

GEWUSST WIE: ESSEN IN RESTAURANT UND KANTINE

Sie gehen gern in Restaurants oder sind gezwungen, mittags in der Kantine zu essen? Kein Problem. Hier finden Sie die entsprechenden Vorschläge für Fatburner auf Speisekarten und -plänen.

BEIM ITALIENER

Hier haben Sie eine besonders große Auswahl an Gerichten mit einem niedrigen bis mittleren GLYX. Sie sollten zwischen folgenden Speisen wählen:

➤ Minestrone mit viel Gemüse, Pasta und Parmesan
➤ Ravioli oder Tortellini in klarer Brühe
➤ Bohnensuppe (aus getrockneten Bohnen) mit Nudeln
➤ Tomaten mit Mozzarella und Basilikum
➤ Rinder-Carpaccio mit Rucola und Parmesan
➤ Gegrillte Austernpilze auf gemischtem Salat
➤ Pasta mit Gemüse oder Meeresfrüchten
➤ Gegrillter Fisch und gegrilltes Fleisch mit Salat
➤ Muscheln mit Wurzelgemüse in Weißweinsauce

BEIM GRIECHEN

Obwohl in der griechischen Küche bevorzugt mit viel Öl gekocht wird, finden Sie auch hier Gerichte, die zu den Fatburnern zählen. Bevorzugen Sie folgende Speisen:

➤ Bohnensuppe (aus getrockneten Bohnen) mit Tomaten
➤ Hühnersuppe mit Ei-Zitronen-Sauce
➤ Bauernsalat mit Feta-Käse

➤ Souflaki (kleine Fleischspieße) mit Tsatsiki
➤ Lammkoteletts oder Tintenfisch vom Grill mit
   Gemüse oder gemischtem Salat

BEIM SPANIER

Auch die spanische Küche bietet viele Gerichte, die
Fatburner sind. Auf frittierte Tapas sollten Sie jedoch
verzichten. Hier eine kleine Auswahl:
➤ Herzmuscheln mit Knoblauch und Kräutern
➤ Gambas in Knoblauchöl
➤ Frischer Thunfisch mit Bohnen in Marinade
➤ Gazpacho (kalte Gemüsesuppe)
➤ Fisch oder Geflügel in der Salzkruste mit Salat
➤ Fleisch mit Spinat
➤ Gegrillter Thunfisch

TIPP:

Bestellen Sie zu Salaten Öl und Essig immer separat
dazu. Und greifen Sie nicht unentwegt in den Brot-
korb – auch wenn frisches Brot besonders lecker
schmeckt. Stangenweißbrot und Ciabatta haben
einen sehr hohen GLYX.

BEIM FRANZOSEN

Nicht umsonst heißt es »Schlemmen wie Gott in Frank-
reich«. Doch auch hier finden Sie auf den Speisekarten
köstliche Gerichte, die mit Fatburnern zubereitet wer-
den. Probieren Sie doch einmal diese Speisen:
➤ Frische Austern
➤ Fischsuppe mit Rouille (scharfe Mayonnaise mit
   Chili)
➤ Salade Niçoise (Nizza-Salat)

- Mesclun (gemischter Blattsalat) mit gratiniertem Ziegenkäse
- Linsensalat mit Salsa Verde (grüner Sauce)
- Provenzalischer Fischtopf
- Coq au vin (Huhn oder anderes Geflügel in Weinsauce)
- Sorbets, z.B. Pfirsich- oder Zitronensorbet

BEIM MEXIKANER

Die mexikanische Küche ist äußerst beliebt. Speziell die Gerichte mit getrockneten Bohnen sind oft Fatburner. Wählen Sie unter folgenden Speisen:
- Caldo Tlalpeño (klare Geflügelsuppe mit Avocado)
- Caldo de Frijoles (Bohnensuppe)
- Caldo de Pescado (Fischsuppe)
- Legumbres Asadas (gegrilltes Gemüse) mit Guacamole
- Reis mit Hähnchen
- Fisch in Pergamentpapier
- Carne Asada (mariniertes gegrilltes Fleisch)
- Picadillo (Fleischpfanne mit Gemüse)

IN ASIATISCHEN RESTAURANTS

Hier finden sich besonders viele Fatburner, egal ob Sie lieber japanisch, indisch, thailändisch, chinesisch oder vietnamesisch essen. Achten Sie jedoch darauf, dass das Essen nicht allzu scharf ist, denn unser Magen ist daran in der Regel nicht gewöhnt. Folgende Gerichte sind besonders gute Fatburner:
- Suppen mit Gemüse und Geflügel- oder Rindfleisch
- Sushi und Sashimi (Fisch-Röllchen mit Reis und Algen)
- Sukiyaki (Fond mit Gemüse und Fleisch)

- ➤ Teriyaki (glasierter gegrillter Fisch)
- ➤ Geflügel- und Gemüse-Curry
- ➤ Tandoori-Gerichte (Geflügel, Fleisch oder Fisch aus dem Lehmofen) mit einer Joghurtsauce
- ➤ Gado Gado (Gemüse mit Erdnusssauce)
- ➤ Satespießchen mit Erdnusssauce (kleine Spießchen mit Fleisch oder Geflügel)
- ➤ Thailändische Salate mit Gemüse und gekochtem Huhn oder Rindfleisch
- ➤ Frische Früchte

IN NORDAFRIKANISCHEN RESTAURANTS

Die nordafrikanische Küche bietet jede Menge Fatburner-Gerichte, denn Kichererbsen, Linsen und andere Hülsenfrüchte dominieren hier beim Kochen. Darüber hinaus werden reichlich Zitrusfrüchte, mageres Geflügel, Fisch und viele frische Kräuter verwendet. Wählen Sie zwischen folgenden Spezialitäten:

- ➤ Tabbouleh (Petersiliensalat mit Bulgur)
- ➤ Orangensalat mit Möhren
- ➤ Couscoussalat mit Pfirsich
- ➤ Couscousgerichte mit Gemüse und Geflügel
- ➤ Kichererbseneintopf mit Spinat
- ➤ Safranreis mit Orangen
- ➤ Schwertfischspieße mit Orangensauce
- ➤ Geflügel in würzigen Saucen
- ➤ Okragemüse mit Reis oder Couscous

IN DER KANTINE

Je nach Angebot gibt es auch hier Möglichkeiten, Fatburner-Gerichte zu finden. Wählen Sie möglichst fettarme Gerichte wie pochierten Fisch, gegrilltes Geflügel oder gekochtes Rindfleisch wie Tafelspitz.

Verzichten Sie auf Beilagen wie fette Saucen, Pommes frites und Bratkartoffeln. Meiden Sie Frittiertes wie Backhendl oder Fisch im Bierteig mit Remoulade. Dies sind gute Alternativen:

- ➤ 1 große Portion gemischter Salat und als Dessert eine Quarkspeise mit Früchten
- ➤ 1 Portion Rohkost und als Dessert Joghurt mit Früchten
- ➤ Folienkartoffeln mit Kräuterquark
- ➤ Mageres Fleisch ohne Sauce mit viel Gemüse
- ➤ Gemüse mit Käsesauce
- ➤ Mit Käse gratiniertes Gemüse
- ➤ Nudelgerichte mit Meeresfrüchten
- ➤ Risottos mit Gemüse

Fatburner-GLYX-Tabellen 100 Lebensmittel von A–Z

In diesen Tabellen finden Sie die GLYX-Faktoren von 100 Lebensmitteln aufgelistet von A-Z und sortiert nach Lebensmittelgruppen sowie nach der Höhe des Faktors. Dabei gilt: Nicht allein der GLYX-Wert eines Lebensmittels ist ausschlaggebend, sondern auch sein Gehalt an Fett und lebenswichtigen Vitalstoffen. Die »Fettfallen« sind in der Tabelle fett hervorgehoben. Allgemein sollten Sie Nahrungsmittel mit einem GLYX über 50 meiden, vor allem, wenn Sie abnehmen möchten. Ausnahme: Obst und Gemüse. Sie sind nahezu uneingeschränkt empfehlenswert, auch wenn ihr Tabellenwert sie nicht ausdrücklich als Fatburner kennzeichnet: So haben zum Beispiel süße Früchte wie Ananas einen hohen GLYX, liefern dem Körper aber wichtige Vitalstoffe und reichlich Ballaststoffe. Anders ist es bei den so genannten »leeren Kalorienträgern« wie Nudeln. Ihr GLYX ist zwar relativ günstig, sie liefern aber außer Kohlenhydraten keine weiteren Nährstoffe und sind daher als Fatburner ungeeignet. Äußerst ungünstig wirkt sich ein hoher GLYX bei gleichzeitig hohem Fettgehalt aus wie etwa bei Croissants. Diese Nahrungsmittel sollten Sie meiden.

Bewertungskriterien Fatburner

●●	ja!	besonders guter Fatburner
●	ja	Fatburner
⊙	bedingt	als Fatburner bedingt geeignet, teilweise hoher Vitalstoffgehalt
○	leer	als Fatburner nicht geeignet, trotz zum Teil günstigem GLYX
–	nein	kein Fatburner

A

	Fat-burner?	GLYX	Fett in 100
Ananas	–	66	0,2
Apfel	●	38	0,6
Apfelsaft	●	41	–
Apfelsine (Orange)	●	44	0,2
Aprikosen	⊙	57	0,1
Aprikosen, getrocknet	●●	31	0,5
Aprikosen, aus der Dose	–	64	0,1

B

	Fat-burner?	GLYX	Fett in 100
Baguette	–	95	0,7
Banane	⊙	54	0,2
Birne	●	37	0,3
Birnen, aus der Dose	●	44	0,2
Biskuit	–	70	4,0
Bohnen, grün	●●	31	0,2
Bohnenkerne, getrocknet	●●	28	1,4
Brezel	–	81	0,5
Brötchen	–	73	1,9
Buchweizen	⊙	55	1,7
Bulgur	○	48	1,0

C

	Fat-burner?	GLYX	Fett in 100
Capellini (dünne Spaghetti)	○	45	1,2
Cornflakes	–	83	0,6
Couscous	–	65	1,0
Croissant	–	76	**26,7**

●● = ja! ● = ja ⊙ = bedingt ○ = leer – = nein

Vitalstoffe	Ballaststoffe in 100 g	
tamin C	1,5	Ananas
	2,0	Apfel
	–	Apfelsaft
tamin C	1,6	Apfelsine (Orange)
tamin A	1,5	Aprikosen
tamin A, Kalium	8,6	Aprikosen, getrocknet
tamin A	2,0	Aprikosen, aus der Dose

Vitalstoffe	Ballaststoffe in 100 g	
	3,0	Baguette
lium	1,8	Banane
	3,3	Birne
	2,0	Birnen, aus der Dose
	–	Biskuit
	1,9	Bohnen, grün
lium, Magnesium	16,9	Bohnenkerne, getrocknet
	–	Brezel
	3,0	Brötchen
agnesium	3,7	Buchweizen
	7,1	Bulgur

Vitalstoffe	Ballaststoffe in 100 g	
	–	Capellini (dünne Spaghetti)
	4,0	Cornflakes
	–	Couscous
	–	Croissant

E

	Fat-burner?	GLYX	Fett in 10C
Eiscreme	–	61	10,
Erbsen, grün	●	48	0,
Erbsen, getrocknet	●●	22	1,
Erdnüsse	⊙	21	48,

F

	Fat-burner?	GLYX	Fett in 10C
Fischstäbchen	–	38	7,0
Früchtebrot	⊙	47	8,
Fruchtjoghurt, fettarm/Süßstoff	●●	14	1,
Fruchtjoghurt, fettarm/Zucker	●	36	1,
Fructose (Fruchtzucker)	●●	32	

G

	Fat-burner?	GLYX	Fett in 10C
Gerste	●●	25	2,
Gerstengraupen	–	66	1,
Glucose (Traubenzucker)	–	100	
Gnocchi	–	67	7,0
Grapefruit	●●	25	0,
Grapefruitsaft	●	48	0,

H

	Fat-burner?	GLYX	Fett in 10C
Hafer	⊙	55	7,
Haferkleiebrot	●	48	1,0
Hamburgerbrötchen	–	61	2,0
Hirse	–	71	3,9

●● = ja!   ● = ja   ⊙ = bedingt   O = leer   – = nein

Vitalstoffe	Ballaststoffe in 100 g	
–		Eiscreme
:amin C, Kalium	5,2	Erbsen, grün
agnesium	16,6	Erbsen, getrocknet
	10,9	Erdnüsse

Vitalstoffe	Ballaststoffe in 100 g	
d	–	Fischstäbchen
lium	14,0	Früchtebrot
	–	Fruchtjoghurt, fettarm/Süßstoff
	–	Fruchtjoghurt, fettarm/Zucker
	–	Fructose (Fruchtzucker)

Vitalstoffe	Ballaststoffe in 100 g	
agnesium	9,8	Gerste
	4,6	Gerstengraupen
	–	Glucose (Traubenzucker)
	–	Gnocchi
amin C	1,6	Grapefruit
amin C	–	Grapefruitsaft

Vitalstoffe	Ballaststoffe in 100 g	
agnesium	9,7	Hafer
agnesium	8,4	Haferkleiebrot
	1,9	Hamburgerbrötchen
agnesium	3,8	Hirse

H

	Fat-burner?	GLYX	Fett in 100
Honig	⊙	58	0
Honigmelone	–	65	0,1
Hülsenfrüchte, siehe Bohnenkerne, Kichererbsen, Erbsen oder Linsen			

K

	Fat-burner?	GLYX	Fett in 100
Karotten (Möhren), gekocht	⊙	47	0,2
Karotten (Möhren), roh	●●	16	0,2
Karottensaft	●	45	–
Kartoffel, gekocht	⊙	56	0,1
Kartoffelpüreepulver	–	73	0,1
Kartoffel-Chips	–	54	**39,4**
Kichererbsen	⊙	33	5,1
Kichererbsen, aus der Dose	⊙	42	5,5
Kidneybohnen	●●	29	1,4
Kidneybohnen, aus der Dose	⊙	52	1,4
Kirschen	●●	22	0,1
Kiwi	⊙	53	0,6
Kürbis	–	75	0,1

L

	Fat-burner?	GLYX	Fett in 100
Lactose (Milchzucker)	●	46	
Limonade, Cola etc.	–	68	–
Linguine (dünne Bandnudeln)	○	46	1,1
Linsen, getrocknet	●●	29	1,
Linsen, aus der Dose	⊙	52	1,

●● = ja!   ● = ja   ⊙ = bedingt   ○ = leer   – = nein

34

Vitalstoffe	Ballaststoffe in 100 g	
	–	Honig
tamin A/C, Kalium	0,7	Honigmelone
		Hülsenfrüchte, s. Bohnenkerne,
		Kichererbsen, Erbsen oder Linsen

Vitalstoffe	Ballaststoffe in 100 g	
	2,5	Karotten (Möhren), gekocht
tamin A	3,4	Karotten (Möhren), roh
tamin A	–	Karottensaft
	1,7	Kartoffel, gekocht
	6,0	Kartoffelpüreepulver
	4,2	Kartoffel-Chips
agnesium	15,5	Kichererbsen
	o. A.	Kichererbsen, aus der Dose
lium, Magnesium	23,2	Kidneybohnen
	o. A.	Kidneybohnen, aus der Dose
	1,3	Kirschen
tamin C, Kalium	2,1	Kiwi
tamin A, Kalium	2,2	Kürbis

Vitalstoffe	Ballaststoffe in 100 g	
	–	Lactose (Milchzucker)
	–	Limonade, Cola etc.
	–	Linguine (dünne Bandnudeln)
lium, Magnesium	17,0	Linsen, getrocknet
	o. A.	Linsen, aus der Dose

	Fat-burner?	GLYX	Fett in 100
M			
Mais	⊙	55	3,8
Mais-Chips	–	74	**39,4**
Makkaroni (Röhrennudeln)	O	45	1,2
Mandarine	●	45	0,3
Mango	⊙	56	0,5
Marmelade, mit Süßstoff	●	30	–
Melone, siehe Honig-/Wassermelone			
Milch, 3,5% Fett	●●	27	3,5
Milch, 1,5% Fett	●●	32	1,5
Muffin, hell mit Zucker	–	62	**26,7**

	Fat-burner?	GLYX	Fett in 100
O			
Orange (Apfelsine)	●	44	0,2
Orangensaft	⊙	52	0,2

	Fat-burner?	GLYX	Fett in 100
P			
Papaya	⊙	58	0,1
Pastinake	–	97	0,4
Pfirsich	●	42	0,1
Pfirsiche, aus der Dose	●	47	0,1
Pflaumen	●	39	0,2
Pitabrot, hell	O	57	1,2
Pommes frites	–	75	**14,5**
Popcorn	⊙	55	5,0
Puffweizen	–	74	2,0
Pumpernickel	●	50	1,0

●● = ja! ● = ja ⊙ = bedingt O = leer – = nein

Vitalstoffe	Ballaststoffe in 100 g	
	9,7	Mais
	o. A.	Mais-Chips
	–	Makkaroni (Röhrennudeln)
Vitamin C	2,0	Mandarine
Vitamin A	1,7	Mango
	bis 3,0	Marmelade, mit Süßstoff
		Melone, s. Honig-/Wassermelone
Calcium	–	Milch, 3,5% Fett
Calcium	–	Milch, 1,5% Fett
	–	Muffin, hell mit Zucker

Vitalstoffe	Ballaststoffe in 100 g	
Vitamin C	1,6	Orange (Apfelsine)
Vitamin C	–	Orangensaft

Vitalstoffe	Ballaststoffe in 100 g	
Vitamin C	1,9	Papaya
	2,1	Pastinake
	1,9	Pfirsich
	1,1	Pfirsiche, aus der Dose
	1,6	Pflaumen
	3,0	Pitabrot, hell
	4,0	Pommes frites
	10,0	Popcorn
	o. A.	Puffweizen
Kalium	9,3	Pumpernickel

R

	Fatburner?	GLYX	Fett in 100
Reis, geschält	⊙	58	0,6
Roggen	●●	34	1,7
Roggenbrot, Sauerteig	●	48	1,0
Rosinen	–	64	0,6
Rote Bete	–	64	0,1

S

	Fatburner?	GLYX	Fett in 100
Schokolade	–	70	**30,0**
Sojabohnen	⊙	18	18,3
Sultaninen	⊙	56	–
Süßkartoffel	⊙	54	0,6
Spaghetti, Hartweizen	○	55	1,2

V

	Fatburner?	GLYX	Fett in 100
Vollkornkeks	⊙	55	**20,0**
Vollkornreis	⊙	55	2,2
Vollkornspaghetti	●	37	3,0

W

	Fatburner?	GLYX	Fett in 100
Waffeln, hell mit Zucker	–	77	**20,0**
Wassermelone	–	72	0,2
Weintrauben	●	46	0,1
Weizen	●	41	2,0
Weizenbrot, hell	–	71	1,2
Weizenvollkornbrot	–	69	1,0

●● = ja!　● = ja　⊙ = bedingt　○ = leer　– = nein

Vitalstoffe	Ballaststoffe in 100 g	
	1,4	Reis, geschält
Magnesium	13,2	Roggen
Magnesium	6,5	Roggenbrot, Sauerteig
	5,2	Rosinen
Magnesium	2,5	Rote Bete

Vitalstoffe	Ballaststoffe in 100 g	
	–	Schokolade
Kalium, Magnesium	21,9	Sojabohnen
	5,4	Sultaninen
Kalium	3,1	Süßkartoffel
	–	Spaghetti, Hartweizen

Vitalstoffe	Ballaststoffe in 100 g	
	10,0	Vollkornkeks
Magnesium	2,2	Vollkornreis
Magnesium	8,0	Vollkornspaghetti

Vitalstoffe	Ballaststoffe in 100 g	
	–	Waffeln, hell mit Zucker
	0,7	Wassermelone
	1,5	Weintrauben
	13,3	Weizen
	3,0	Weizenbrot, hell
Magnesium	8,4	Weizenvollkornbrot

	Fat-burner?	GLYX	Fett in 100
Brot und Backwaren			
Baguette	–	95	0,7
Brezel	–	81	0,5
Brötchen	–	73	1,9
Croissant	–	76	**26,7**
Pitabrot, hell	○	57	1,2
Pumpernickel	●	50	1,0
Roggenbrot, Sauerteig	●	48	1,0
Weizenbrot, hell	–	71	1,2
Gemüse			
Bohnen, grün	●●	31	0,2
Erbsen, grün	●	48	0,5
Karotten (Möhren), gekocht	⊙	47	0,2
Karotten (Möhren), roh	●●	16	0,2
Kürbis	–	75	0,1
Mais	⊙	55	3,8
Pastinake	–	97	0,4
Getreide, Getreideprodukte			
Buchweizen	⊙	55	1,7
Bulgur	○	48	1,0
Cornflakes	–	83	0,6
Couscous	–	65	1,0
Hafer	⊙	55	7,1
Hirse	–	71	3,9
Puffweizen	–	74	2,0
Roggen	●●	34	1,7

●● = ja! ● = ja ⊙ = bedingt ○ = leer – = nein

Vitalstoffe	Ballaststoffe in 100 g	
	3,0	Baguette
	–	Brezel
	3,0	Brötchen
	–	Croissant
	3,0	Pitabrot, hell
	9,3	Pumpernickel
	6,5	Roggenbrot, Sauerteig
	3,0	Weizenbrot, hell
	1,9	Bohnen, grün
Vitamin C, Kalium	5,2	Erbsen, grün
	2,5	Karotten (Möhren), gekocht
Vitamin A	3,4	Karotten (Möhren), roh
Vitamin A, Kalium	2,2	Kürbis
	9,7	Mais
	2,1	Pastinake
Magnesium	3,7	Buchweizen
	7,1	Bulgur
	4,0	Cornflakes
	–	Couscous
Magnesium	9,7	Hafer
Magnesium	3,8	Hirse
	o. A.	Puffweizen
Magnesium	13,2	Roggen

	Fat-burner?	GLYX	Fett in 100
Hülsenfrüchte			
Bohnenkerne, getrocknet	●●	28	1,4
Erbsen, getrocknet	●●	22	1,4
Kichererbsen	⊙	33	5,9
Kidneybohnen	●●	29	1,4
Linsen, getrocknet	●●	29	1,5
Sojabohnen	⊙	18	18,3
Kartoffeln			
Gnocchi	–	67	7,0
Kartoffel, gekocht	⊙	56	0,1
Kartoffelpüreepulver	–	73	0,5
Kartoffel-Chips	–	54	**39,4**
Pommes frites	–	75	**14,5**
Süßkartoffel	⊙	54	0,6
Obst			
Ananas	–	66	0,2
Apfel	●	38	0,6
Aprikosen	⊙	57	0,1
Birne	●	37	0,3
Grapefruit	●●	25	0,2
Honigmelone	–	65	0,1
Kirschen	●●	22	0,3
Kiwi	⊙	53	0,6
Mandarine	●	45	0,3
Mango	⊙	56	0,5
Orange	●	44	0,2

●● = ja!　● = ja　⊙ = bedingt　○ = leer　– = nein

Vitalstoffe	Ballaststoffe in 100 g	
alium, Magnesium	16,9	Bohnenkerne, getrocknet
agnesium	16,6	Erbsen, getrocknet
agnesium	15,5	Kichererbsen
alium, Magnesium	23,2	Kidneybohnen
alium, Magnesium	17,0	Linsen, getrocknet
alium, Magnesium	21,9	Sojabohnen
	–	Gnocchi
	1,7	Kartoffel, gekocht
	6,0	Kartoffelpüreepulver
	4,2	Kartoffel-Chips
	4,0	Pommes frites
alium	3,1	Süßkartoffel
tamin C	1,5	Ananas
	2,0	Apfel
tamin A	1,5	Aprikosen
	3,3	Birne
tamin C	1,6	Grapefruit
tamin A/C, Kalium	0,7	Honigmelone
	1,3	Kirschen
tamin C, Kalium	2,1	Kiwi
tamin C	2,0	Mandarine
tamin A	1,7	Mango
tamin C	1,6	Orange

	Fat-burner?	GLYX	Fett in 100
Papaya	⊙	58	0,1
Pfirsich	●	42	0,1
Pflaumen	●	39	0,2
Wassermelone	–	72	0,2
Weintrauben	●	46	0,3
Milch und Milchprodukte			
Fruchtjoghurt, fettarm/Süßstoff	●●	14	1,5
Fruchtjoghurt, fettarm/Zucker	●	36	1,5
Milch, 3,5% Fett	●●	27	3,5
Milch, 1,5% Fett	●●	32	1,5
Getränke			
Apfelsaft	●	41	–
Grapefruitsaft	●	48	0,1
Karottensaft	●	45	–
Limonade, Cola etc.	–	68	–
Mineralwasser	●●	–	–
Orangensaft	⊙	52	0,2

●● = ja!   ● = ja   ⊙ = bedingt   ○ = leer   – = nein

Vitalstoffe	Ballaststoffe in 100 g	
amin C	1,9	Papaya
	1,9	Pfirsich
	1,6	Pflaumen
	0,7	Wassermelone
	1,5	Weintrauben
	–	Fruchtjoghurt, fettarm/Süßstoff
	–	Fruchtjoghurt, fettarm/Zucker
lcium	–	Milch, 3,5% Fett
lcium	–	Milch, 1,5% Fett
	–	Apfelsaft
amin C	–	Grapefruitsaft
amin A	–	Karottensaft
	–	Limonade, Cola etc.
lium, Magnesium		Mineralwasser
amin C	–	Orangensaft

Niedriger GLYX:

Aprikosen, getrocknet

Bohnen, grün

Bohnenkerne, getrocknet

Erbsen, getrocknet

Erdnüsse **(Vorsicht, Fettgehalt beachten!)**

Fruchtjoghurt, fettarm/Süßstoff

Fructose (Fruchtzucker)

Gerste

Grapefruit

Karotten (Möhren), roh **(hoher Vitalstoffgehalt!)**

Kichererbsen

Kidneybohnen

Kirschen

Linsen, getrocknet

Marmelade, mit Süßstoff

Milch, 3,5% Fett

Milch, 1,5% Fett

Roggen

Sojabohnen

Mittlerer GLYX:

Apfel

Apfelsaft

Aprikosen

Aprikosen, aus der Dose

Banane
Birne
Birnen, aus der Dose
Buchweizen
Bulgur (»leerer Kalorienträger«)
Capellini (dünne Spaghetti) (»leerer Kalorienträger«)
Eiscreme (Vorsicht, Fettgehalt beachten!)
Erbsen, grün
Fischstäbchen
Früchtebrot
Fruchtjoghurt, fettarm/Zucker
Grapefruitsaft
Hafer
Haferkleiebrot
Hamburgerbrötchen
Honig
Karotten (Möhren), gekocht
Karottensaft
Kartoffel, gekocht
Kartoffelchips (Vorsicht, Fettgehalt beachten!)
Kichererbsen, aus der Dose
Kidneybohnen, aus der Dose
Kiwi
Lactose (Milchzucker)
Linguine (dünne Bandnudeln) (»leerer Kalorienträger«)
Linsen, aus der Dose
Makkaroni (Röhrennudeln) (»leerer Kalorienträger«)
Mais

Mittlerer GLYX:

Mango

Muffin, hell mit Zucker   **(Vorsicht, Fettgehalt beachten!)**

Orange

Orangensaft

Papaya

Pfirsich

Pfirsiche, aus der Dose

Pflaumen

Pitabrot, hell   **(»leerer Kalorienträger«)**

Popcorn

Pumpernickel

Reis, geschält

Roggenbrot, Sauerteig

Rosinen

Rote Bete

Sultaninen

Süßkartoffel

Spaghetti, Hartweizen   **(»leerer Kalorienträger«)**

Vollkornkeks   **(Vorsicht, Fettgehalt beachten!)**

Vollkornreis

Vollkornspaghetti

Weintrauben

Weizen

Hoher GLYX:

Ananas	(hoher Vitalstoffgehalt!)
Baguette	
Biskuit	
Brezel	
Brötchen	
Cornflakes	
Couscous	
Croissant	(Vorsicht, Fettgehalt beachten!)
Glucose (Traubenzucker)	
Gerstengraupen	
Gnocchi	
Hirse	(hoher Vitalstoffgehalt!)
Honigmelone	(hoher Vitalstoffgehalt!)
Kartoffelpüreepulver	
Kürbis	(hoher Vitalstoffgehalt!)
Limonade, Cola etc.	
Mais-Chips	(Vorsicht, Fettgehalt beachten!)
Pastinake	
Pommes frites	(Vorsicht, Fettgehalt beachten!)
Puffweizen	
Schokolade	(Vorsicht, Fettgehalt beachten!)
Waffeln, hell mit Zucker	(Vorsicht, Fettgehalt beachten!)
Wassermelone	
Weizenbrot, hell	
Weizenvollkornbrot	(hoher Vitalstoffgehalt!)

Vitamin-C-Gehalt von Obst, Gemüse und Säften pro 100 g bzw. pro 100 ml

Erdbeeren	60 mg
Grapefruit	44 mg
Guaven	273 mg
Johannisbeeren, schwarz	177 mg
Kiwi	46 mg
Litchis	39 mg
Mango	37 mg
Papaya	80 mg
Grapefruitsaft	40 mg
Orangensaft, frisch gepresst	52 mg
Zitronensaft	53 mg
Blumenkohl, gekocht	45 mg
Brokkoli, gekocht	90 mg
Karotten (Möhren), roh	7 mg
Kohlrabi, roh	63 mg
Paprikaschoten, roh	120 mg
Paprikaschoten, gedünstet	105 mg
Rosenkohl, gekocht	87 mg
Rotkohl, roh	50 mg
Spinat, roh	51 mg
Spinat, gedünstet	29 mg
Wirsing, gekocht	35 mg
Tomatensaft	17 mg

Die Deutsche Gesellschaft für Ernährung (DGE) empfiehlt pro Tag für Frauen und Männer 100 mg Vitamin C.

Magnesium-Gehalt von Fisch, Meerestieren, Getreideprodukten, Brot und Hülsenfrüchten pro 100 g

Kabeljau	24 mg
Katfisch	27 mg
Makrele	30 mg
Rotbarsch (Goldbarsch)	29 mg
Schellfisch	24 mg
Scholle	22 mg
Seezunge	49 mg
Steinbutt	45 mg
Austern	40 mg
Garnelen	67 mg
Miesmuscheln	36 mg
Vollkornhaferflocken	135 mg
Weizenkeime	285 mg
Grahambrot	42 mg
Mehrkornbrot	70 mg
Pumpernickel	80 mg
Roggenvollkornbrot	54 mg
Weizenvollkornbrot	60 mg
Bohnen, weiße	140 mg
Erbsen, roh	118 mg
Linsen, roh	129 mg

Die Deutsche Gesellschaft für Ernährung (DGE) empfiehlt pro Tag für Frauen 300 mg und für Männer 350 mg Magnesium.

Calcium-Gehalt von Milch, Milchprodukten und Käse pro 100 ml bzw. 100 g

Buttermilch	109 mg
H-Milch, 3,5% Fett	120 mg
H-Milch, 1,5% Fett	123 mg
H-Milch, entrahmt	125 mg
Trinkmilch, 3,5% Fett	120 mg
Trinkmilch, 1,5% Fett	123 mg
Trinkmilch, entrahmt	125 mg
Frischkäse, körniger	100 mg
Joghurt, 1,5%, ohne Früchte	123 mg
Joghurt aus Magermilch	125 mg
Speisequark, mager	92 mg
Speisequark, 20% Fett i.Tr.	85 mg
Bergkäse, 45% Fett i.Tr.	1100 mg
Butterkäse, 30% Fett i.Tr.	800 mg
Camembert, 45% Fett i.Tr.	570 mg
Emmentaler, 45% Fett i.Tr.	1029 mg
Feta-Käse, 40% Fett i.Tr.	500 mg
Gorgonzola	612 mg
Gouda, 40% Fett i.Tr.	800 mg
Mozzarella	450 mg
Parmesan, 32% Fett i.Tr.	1178 mg
Schmelzkäse-Scheibletten, 20% Fett i.Tr.	700 mg
Ziegenweichkäse, 45% Fett i.Tr.	430 mg

Die Deutsche Gesellschaft für Ernährung (DGE) empfiehlt pro Tag für Frauen und Männer 1000 mg Calcium.

Kalium-Gehalt von Hülsenfrüchten, Gemüse, Pilzen und Obst pro 100 g

Bohnen, weiß, roh	1337 mg
Erbsen, roh	941 mg
Kichererbsen, roh	756 mg
Linsen, roh	837 mg
Bleichsellerie, roh	344 mg
Brokkoli, gekocht	324 mg
Karotten (Möhren), roh	320 mg
Kartoffeln, gebacken, mit Schale	547 mg
Kohlrabi, roh	322 mg
Möhren, roh	320 mg
Rettich, roh	432 mg
Rosenkohl, gekocht	350 mg
Spinat, gedünstet	324 mg
Champignons	390 mg
Morcheln	390 mg
Pfifferlinge	367 mg
Pfifferlinge, getrocknet	5370 mg
Steinpilze	341 mg
Steinpilze, getrocknet	2000 mg
Trüffel	526 mg
Bananen	382 mg
Honigmelone	330 mg
Johannisbeeren, schwarz	310 mg

Die Deutsche Gesellschaft für Ernährung (DGE) nennt eine tägliche Mindestzufuhr für Frauen und Männer von 2000 mg Kalium.

Vitamin-A-Gehalt von Gemüse, Pilzen und Obst pro 100 g

Bleichsellerie	118 µg
Brunnenkresse	823 µg
Chicorée, roh	572 µg
Endivie, roh	182 µg
Feldsalat	663 µg
Fenchel, roh	783 µg
Frühlingszwiebeln	103 µg
Karotten (Möhren), roh	1700 µg
Kopfsalat, roh	245 µg
Paprikaschoten	180 µg
Rucola	233 µg
Tomaten	114 µg
Pfifferlinge	217 µg
Aprikosen	136 µg
Aprikosen, getrocknet	5800 µg
Guave	119 µg
Honigmelone	783 µg
Kaki	266 µg
Mango	205 µg
Papaya	160 µg
Passionsfruchtfleisch	108 µg

Die Deutsche Gesellschaft für Ernährung (DGE) empfiehlt pro Tag für Frauen 800 ug und für Männer 1000 ug Vitamin A.

KENNEN SIE IHR IDEAL-GEWICHT?

Früher lautete die Formel: Körpergröße in Zentimetern minus 100 minus 15 Prozent gleich Gewicht in Kilogramm. Diese Formel wurde vom Body-Mass-Index (BMI) abgelöst und folgende Richtwerte festgesetzt:

	BMI FÜR MÄNNER	BMI FÜR FRAUEN
Untergewicht	unter 20	unter 19
Normalgewicht	20–25	19–24
Übergewicht	25–30	24–30
Fettsucht	30–40	30–40
Extreme Fettsucht	über 40	über 40

So wird der BMI berechnet:

$$BMI = \frac{\text{KÖRPERGEWICHT IN KG}}{(\text{KÖRPERGRÖSSE IN M})^2}$$

BEISPIELE FÜR DIE BERECHNUNG UND BEWERTUNG DES BMI:

Eine Frau wiegt 65 kg und ist 1,70 m groß
BMI-Formel: 65 : (1,70 x 1,70) = 22,5
BMI-Bewertung: idealer Bereich

Ein Mann wiegt 90 kg und ist 1,80 m groß
BMI-Formel: 90 : (1,80 x 1,80) = 27,8
BMI-Bewertung: leichtes Übergewicht

Anhand dieser Formel können Sie mit Hilfe eines Taschenrechners rasch feststellen, ob Sie ein paar Pfunde zu viel auf den Hüften haben. Falls ja, sollten Sie aktiv werden. Und zwar in jeder Hinsicht. Ändern Sie Ihre Ernährungsweise, und treiben Sie regelmäßig Sport.

BMI AUF EINEN BLICK

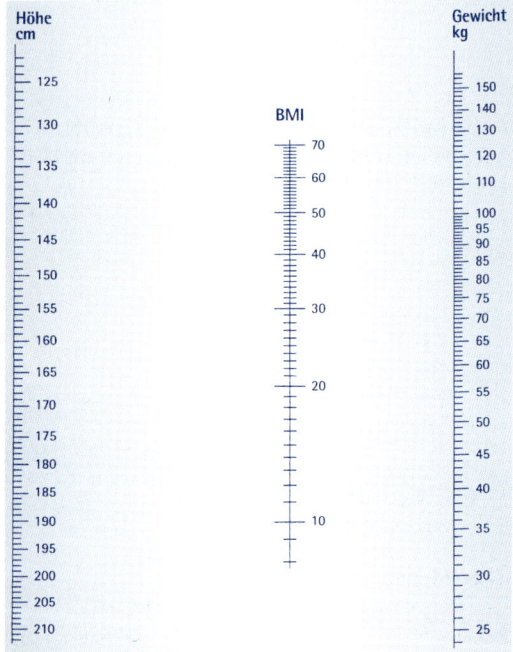

Legen Sie ein Lineal auf die rechte Skala, und zwar in Höhe Ihres Körpergewichtes, und dann auf die linke Skala in Höhe Ihrer Körpergröße. Auf der mittleren Skala können Sie nun Ihren BMI-Wert ablesen.

DIE 7-TAGE-FATBURNER-DIÄT ZUM WOHLFÜHLEN

Mit dieser Diät können Sie Ihre ersten Fatburner-Erfahrungen sammeln. Falls Sie sich mit Fatburnern bereits auskennen, finden Sie hier Anregungen für neue Rezepte, mit denen Sie auf Dauer schlank bleiben und sich rundum wohl fühlen.

ERSTER TAG

Beginnen Sie den Tag mit Gymnastikübungen oder einem ausgedehnten Spaziergang. Nach einer Wechseldusche sollten Sie hellwach sein.

Morgens

Haferflocken-Müsli mit Apfel und Rosinen

Zutaten:
2 EL Vollkornhaferflocken
1 großer Apfel
ein paar Tropfen Zitronensaft
1 EL Rosinen
1 Becher Naturjoghurt, 1,5 % Fett (150 g)
evtl. etwas Orangensaft

Zubereitung:
Die Haferflocken in eine Schale geben. Den Apfel waschen und mit der Schale darüber raspeln. Mit ein paar Tropfen Zitronensaft beträufeln. Die Rosinen darüber streuen. Zuletzt den Joghurt unterrühren. Nach Wunsch mit etwas Orangensaft abschmecken.

Dazu sollten Sie Früchtetee oder Mineralwasser trinken.

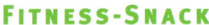

FITNESS-SNACK

2–3 EL Speisequark und 1 EL fein gehackte Kräuter vermischen. Mit wenig Salz und Pfeffer würzen. 4 Scheiben Roastbeef damit bestreichen und aufrollen. Mit Schnittlauchhalmen zusammenbinden. Zum Mitnehmen in Frischhaltefolie wickeln und kühl stellen.

Mittags

Fischröllchen mit Senfcreme

Zutaten:

150 g Schollen- oder Seezungenfilet
etwas Zitronensaft
Salz, weißer Pfeffer
1 EL fein gehackte gemischte Kräuter
1 kleines Stückchen Butter
100 ml trockener Weißwein
2 EL Speisequark
etwas Senf
fein gehackte Dillspitzen

Zubereitung:

Das Fischfilet kalt überbrausen und trockentupfen. Mit etwas Zitronensaft beträufeln, salzen und pfeffern. Kurz ziehen lassen. Dann mit den Kräutern bestreuen und aufrollen. Mit Zahnstochern zusammenstecken. Die Butter in einer beschichteten Pfanne erhitzen. Fischröllchen darin kurz rundum braten. Weißwein zugießen und die Fischröllchen darin ca. 10 Minuten pochieren. In der Zwischenzeit den Quark mit Senf und Dill abschmecken. Dazu passt gedünstetes Gemüse wie zum Beispiel Brokkoli oder grüner Spargel.

Abends

Italienischer Salat

Zutaten:
1 große Tomate
$^1/_4$ Salatgurke
1 rote Paprikaschote
1 EL Olivenöl
Rotweinessig
Salz, schwarzer Pfeffer
4 kleine Kugeln Mozzarella
fein gezupftes Basilikum

Zubereitung:
Das Gemüse putzen, waschen und in mundgerechte
Stücke schneiden. Dann in eine Schüssel oder einen Sup-
penteller geben. Das Öl mit etwas Essig, Salz und Pfeffer
verrühren. Das Gemüse damit anmachen. Zuletzt die
Mozzarellakugeln und das fein gezupfte Basilikum locker
darunter mischen. Dazu passt Vollkornbrot.

Am besten trinken Sie dazu Mineralwasser oder mit
Mineralwasser verdünnten Gemüsesaft.

Die Salatzutaten können Sie nach Ihren individuellen
Vorlieben variieren. Anstelle von Mozzarella können Sie
auch gewürfelten Feta-Käse über den Salat streuen. Verwenden Sie dann statt Basilikum glatte Petersilie.

FITNESS-DRINK

$^1/_4$ Salatgurke schälen, entkernen und mit $^1/_8$ l Buttermilch im Mixer pürieren. Mit Salz, Pfeffer und Dill würzen und abschmecken.

ZWEITER TAG

Zum Munterwerden sollten Sie ein paar Runden um den Block laufen und anschließend abwechselnd heiß und kalt duschen.

Morgens

Pumpernickeltaler mit Frischkäse und Früchten

Zutaten:
5 Pumpernickeltaler
100 g körniger Frischkäse
200 g frisches Obst, z.B. Erdbeeren, 5 Aprikosen,
1 großen Pfirsich oder 1 Orange
1 EL flüssiger Honig

Zubereitung:
Die Pumpernickeltaler mit dem Frischkäse bestreichen. Die Früchte putzen. Erdbeeren in Scheiben, Aprikosen oder Pfirsich entsteinen und in feine Spalten schneiden. Orange schälen und filetieren. Fruchtstücke auf den Pumpernickeltalern verteilen. Mit etwas Honig beträufeln.

Trinken Sie dazu Früchtetee oder Mineralwasser ohne Kohlensäure.

FITNESS-SNACK

Von 1 großen Tomate den Deckel abschneiden und die Tomate mit einem Löffel aushöhlen. Das feste Fruchtfleisch fein hacken. 3 kleine Kugeln Mozzarella mit dem Fruchtfleisch, fein gezupftem Basilikum und etwas Olivenöl vermischen, salzen und pfeffern. Dann in die Tomate füllen. Zum Mitnehmen in Folie wickeln und kalt stellen.

FITNESS-DRINK

5 Babykarotten unter fließendem Wasser waschen, bürsten und grob zerkleinern. In den Entsafter geben. Den Karottensaft mit Salz, Pfeffer und fein gehackter Kresse abschmecken. Mit 1 TL Olivenöl verfeinern.

Mittags

Überbackener Brokkoli

Zutaten:
250 g Brokkoliröschen
Salz
2 dünne Scheiben durchwachsener Räucherspeck
1 kleines Stückchen Butter
50 g geriebener Gouda
evtl. Pfeffer aus der Mühle

Zubereitung:
Brokkoliröschen in reichlich Salzwasser knapp bissfest garen, dann gut abtropfen lassen. Den Speck in Streifen schneiden. Die Butter in einer beschichteten Pfanne zerlassen. Den Speck darin knusprig braten. Die Brokkoliröschen darunter mischen. Kurz miterhitzen. Mit dem Käse bestreuen und zugedeckt schmelzen lassen. Nach Wunsch mit Pfeffer übermahlen.

Anstelle von Brokkoli können Sie auch Blumenkohlröschen in Salzwasser knapp bissfest garen und wie beschrieben mit dem Speck vermischen und mit etwas geriebenem Käse überbacken.

BITTE BEACHTEN

Vermeiden Sie Snacks, die besonders fett, sehr süß oder salzig sind. Essen Sie zwischendurch 1–2 getrocknete Aprikosen. Genießen Sie ein paar Nüsse, aber wirklich nur abgezählt, denn Nüsse haben zwar einen niedrigen GLYX, enthalten dafür aber jede Menge Fett. Knabbern Sie zwischendurch an einer Karotte oder Paprikastreifen. Trinken Sie frisch gepresste Obst- oder Gemüsesäfte.

Abends

Bunter Salat mit Putenbrust

Zutaten:
1 Bund Rucola
ein paar Blätter Eisbergsalat
ein paar Blätter Radicchio
1 EL Olivenöl
Rotweinessig
1 Msp. Senf
Salz, schwarzer Pfeffer
1 kleines Putenschnitzel
etwas Sonnenblumenöl zum Braten

Zubereitung:
Den Rucola, Eisbergsalat und den Radicchio putzen, waschen und in mundgerechte Stücke zupfen. Das Öl mit etwas Essig, dem Senf, Salz und Pfeffer verrühren. Das Putenschnitzel in feine Streifen schneiden. Etwas Öl in einer beschichteten Pfanne erhitzen und das Fleisch darin rundum ca. 10 Minuten braten. Inzwischen den Rucola, Eisbergsalat und Radicchio mit der Vinaigrette anmachen. Die Putenstreifen darüber streuen. Dazu passt Vollkornbrot.

DRITTER TAG

Wenn Sie Zeit haben, sollten Sie ins nächste Schwimmbad gehen und 15 Minuten schwimmen, das stärkt die
Muskeln und macht Sie garantiert munter.

Morgens

Früchte-Carpaccio
Zutaten:
1 Kiwi
200 g Erdbeeren
ein paar Physalis (Kapstachelbeeren)
25 g Roquefort oder Gorgonzola

Zubereitung:
Die Kiwi schälen und in Scheiben schneiden. Die Erd-
beeren waschen, den Kelch entfernen und halbieren.
Die Physalis ebenfalls waschen, abzupfen und trocken-
tupfen. Die Früchte auf einem Teller anrichten. Den
Käse darüber krümeln.

Trinken Sie dazu Früchtetee oder Mineralwasser ohne
Kohlensäure.

FITNESS-SNACK

4 Pumpernickeltaler dünn mit Butter bestreichen. Ein
paar zerkleinerte Rucolablätter auf zwei Talern verteilen, mit je 2–3 Scheiben Bresaola oder Rauchfleisch
(Rind) belegen. Rucola darauf geben und mit den übri-
gen Pumpernickeltalern zudecken. Jeweils mit einem
Zahnstocher befestigen und Kirschtomaten auf die
Zahnstocher ziehen. Zum Mitnehmen in eine Lunchbox
legen und bis zum Essen kühl stellen.

Mittags

Kalbsschnitzel mit Salbeibutter

Zutaten:
1 kleines Kalbsschnitzel
Salz, schwarzer Pfeffer
etwas Mehl
ein kleines Stückchen Butter
etwas Olivenöl
trockener Weißwein
ein paar frische Salbeiblätter

Zubereitung:
Das Kalbsschnitzel trockentupfen. Mit Salz und Pfeffer
würzen. Dann mit etwas Mehl bestäuben. Die Butter
und etwas Öl in einer beschichteten Pfanne erhitzen.
Das Schnitzel darin auf jeder Seite 5 Minuten braten.
Herausnehmen und warm stellen. Bratensatz mit etwas
Weißwein ablöschen. Salbeiblätter darin kurz erhitzen.
Auf dem Schnitzel verteilen. Dazu passen gedünstete
Zuckerschoten oder gegrillte Frühlingszwiebeln.

Zuckerschoten putzen, waschen und kurz in kochendem
Wasser blanchieren. Dann mit 1 fein gehackten Schalotte
in etwas zerlassener Butter schwenken. Mit Salz und
Pfeffer würzen. Frühlingszwiebeln putzen und mit etwas
Olivenöl bepinseln. Unterm vorgeheizten Grill rösten,
bis sie hellbraun werden. Mit Salz und Pfeffer würzen.

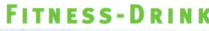

FITNESS-DRINK

$1/8$ l frisch gepressten Orangensaft mit $1/8$ l frisch
gepresstem Karottensaft vermischen. Sofort trinken.

DESSERTS

Wenn Sie gerne Desserts essen, greifen Sie zu frischem Obst. Hier die GLYX-Werte der beliebtesten Fruchtsorten:

	GLYX
Ananas	66
Äpfel	38
Aprikosen	57
Bananen	55
Birnen	38
Kirschen	22
Kiwis	52
Orangen	44
Pfirsiche	42
Weintrauben	46

Abends

Gemüseteller mit Kräuter-Dip

Zutaten:
250 g gemischtes Gemüse, z. B. Karotten, Kohlrabi, rote Paprikaschote und Fenchel
100 g Speisequark
etwas Olivenöl
Salz, schwarzer Pfeffer
1 EL fein gehackte gemischte Kräuter

Zubereitung:
Das Gemüse putzen bzw. schälen und in dünne Streifen schneiden. Den Quark mit etwas Öl, Salz und Pfeffer gut verrühren. Dann die Kräuter darunter mischen. Die Gemüsestreifen in den Kräuterquark dippen. Dazu passt Vollkornbrot.

Trinken Sie dazu Mineralwasser ohne Kohlensäure, Kefir, Buttermilch oder Tee.

VIERTER TAG

Nehmen Sie sich 15 Minuten Zeit, und radeln Sie ganz gemütlich durch den nächsten Park. Nach einer Dusche schmeckt Ihnen dann das Frühstück nochmal so gut.

Morgens

Vollkornbrot mit Schnittlauchquark und Schinken

Zutaten:
2 EL Speisequark
Salz, schwarzer Pfeffer
1 EL Schnittlauchröllchen
1 Scheibe Vollkornbrot
2 dünne Scheiben gekochter Schinken
ein paar Kirschtomaten

Zubereitung:
Den Quark mit Salz und Pfeffer leicht würzen. Dann die Schnittlauchröllchen darunter rühren. Das Brot damit bestreichen. Den Schinken in Würfel schneiden und darüber streuen. Dazu ein paar Kirschtomaten essen.

Dazu können Sie Früchtetee oder Mineralwasser ohne Kohlensäure trinken.

FITNESS-SNACK

1 reife Banane schälen und fein zerdrücken. Mit ein paar Tropfen Zitronensaft beträufeln. Dann unter 1 Becher Naturjoghurt (1,5% Fett, 150 g) rühren. 1 EL Vollkornhaferflocken in einer beschichteten Pfanne ohne Fett unter Rühren kurz rösten. Über den Bananenjoghurt streuen.

FITNESS-DRINK

125 g gemischtes Beerenobst mit 200 ml Buttermilch
im Mixer kurz durchmixen. Mit etwas Honig süßen.

Mittags

Kräuterforelle in Folie
Zutaten:
1 küchenfertige Forelle
Salz, schwarzer Pfeffer
1 kleines Stückchen Butter
ein paar Zitronenscheiben
$^1/_2$ Bund Dill oder gemischte Kräuter

Zubereitung:
Die Forelle unter fließendem Wasser waschen und gut
trockentupfen. Innen und außen mit Salz und Pfeffer
würzen. Ein entsprechend großes Stück Alufolie mit
etwas Butter bestreichen. Ein paar dünne Zitronenscheiben darauf legen. Dann die Forelle mit den Kräutern
darauf setzen. Locker einschlagen. Im auf 200 °C
(Umluft 180 °C) vorgeheizten Backofen ca. 25 Minuten
garen. Dazu passt ein gemischter Blattsalat mit einem
Joghurt-Kräuter-Dressing.

Abends

Gefüllte Paprikaschoten
Zutaten:
2 kleine rote Paprikaschoten
4 EL Speisequark
Salz, schwarzer Pfeffer
2 EL fein gehackte Kräuter
4 Pumpernickeltaler

Zubereitung:
Die Paprikaschoten waschen, der Länge nach halbieren und entkernen. Den Quark mit Salz und Pfeffer würzen. Dann die Kräuter unterrühren. Den Kräuterquark in die Paprikahälften füllen. Dazu die Pumpernickeltaler essen.

 HINWEIS

Grüne und gelbe Gemüse wie Avocados, grüne Bohnen, Gurke, grüne Paprikaschoten, Spinat, Römersalat und Zucchini enthalten Chlorophyll und Carotinoide. Beide sollen vor bestimmten Krebserkrankungen schützen.

FÜNFTER TAG

Fangen Sie den Tag mit Seilspringen an, das bringt Ihren Körper auf Touren. Nach einer Wechseldusche sollten Sie gemütlich frühstücken.

Morgens

Vollkorntoast mit Schinken und Käse

Zutaten:
1 Scheibe Vollkornbrot
2 dünne Scheiben gekochter Schinken
1 frische Scheibe Ananas
1 Scheibe Käse, z. B. Gouda oder Emmentaler

Zubereitung:
Das Brot im Toaster rösten. Dann mit dem Schinken, der Ananasscheibe und dem Käse belegen. Unterm vorgeheizten Grill überbacken, bis der Käse schmilzt.

Dazu können Sie Tee oder Mineralwasser trinken.

FITNESS-SNACK

Die restliche Ananas in mundgerechte Stücke schneiden. Eine Hand voll frische Kirschen darunter mischen. Ein paar Minzeblätter fein zerzupfen und darüber streuen.

Mittags

Minestrone mit Reis

Zutaten:
300 g gemischtes Gemüse, z. B. Zuckerschoten,
Babykarotten, Erbsen und Blumenkohlröschen
300 ml Gemüsebrühe
Salz, schwarzer Pfeffer
2 EL gegarter Reis
1 EL fein gehackte gemischte Kräuter
1 EL frisch geriebener Parmesan

Zubereitung:
Das Gemüse putzen, waschen und mundgerecht zerkleinern. Die Brühe zum Kochen bringen und das Gemüse darin knapp bissfest garen. Mit Salz und Pfeffer würzen. Den Reis hinzufügen und kurz miterhitzen. Dann die Kräuter unterrühren. Die Minestrone zuletzt mit dem Parmesan bestreuen.

Als Dessert können Sie 1 kleine Banane essen.

FITNESS-DRINK

$1/2$ Apfel schälen und ganz fein raspeln, unter 200 ml Buttermilch oder Kefir mixen. Mit etwas gemahlenem Zimt würzen. Gut gekühlt trinken.

GETRÄNKE

Ihren Durst löschen Sie am besten mit Mineralwasser.
Falls Ihnen dies auf Dauer zu langweilig ist, hier die
GLYX-Werte von einigen Obstsäften:

	GLYX
Ananassaft ohne Zuckerzusatz	46
Apfelsaft ohne Zuckerzusatz	40
Grapefruitsaft ohne Zuckerzusatz	48
Orangensaft, frisch gepresst	46

Abends

Spargelsalat mit Ei
Zutaten:
500 g grüner Spargel
1 Prise Salz
1 Becher Naturjoghurt (1,5 % Fett, 150 g)
ein paar Tropfen Zitronensaft
Salz, schwarzer Pfeffer
$^1/_2$ Kästchen Kresse
1 hart gekochtes Ei

Zubereitung:
Vom Spargel die holzigen Enden abschneiden und das
untere Viertel schälen. Dann die Stangen in 2 cm lange
Stücke schneiden. Die Spargelstücke, bis auf die Köpfe,
in Salzwasser ca. 8 Minuten bissfest garen. Die Spargel-
köpfe 3 Minuten vor Ende der Garzeit hinzufügen und
mitgaren. Den Joghurt mit etwas Zitronensaft verrühren. Mit Salz und Pfeffer würzen. Dann die Kresse unterrühren. Das Ei schälen und fein hacken. Die Spargelstücke gut abtropfen lassen. Unter den Joghurt mischen.
Mit dem Ei bestreuen. Dazu passt Vollkornbrot.

SECHSTER TAG

Ein paar Gymnastikübungen sind der ideale Start
für den Tag, anschließend abwechselnd heiß und kalt
duschen – und schon fühlen Sie sich fit.

Morgens

Vollkornbrot mit Käse
Zutaten:
1 Scheibe Vollkornbrot
1 kleines Stückchen Butter
2–3 dünne Scheiben Camembert
1 EL fein gehackte Kräuter, Kümmelsamen oder
geschroteter Pfeffer
1 Stückchen Salatgurke

Zubereitung:
Das Brot dünn mit Butter bestreichen und mit dem
Camembert belegen. Dann mit den Kräutern oder den
Gewürzen bestreuen. Dazu Gurkenscheiben essen.

Trinken Sie dazu nach Wunsch Tee oder Mineralwasser.

Anstelle von Camembert können Sie das Brot auch mit
einer Scheibe Gouda oder einem anderen Schnittkäse
belegen und mit Kräutern oder Gewürzen bestreuen.

FITNESS-SNACK

1 kleine Avocado schälen, entsteinen und in dünne
Spalten schneiden. Auf einem Teller anrichten. 50 g
Tiefseegarnelen (Krabben) darüber streuen. Mit ein
paar Tropfen Zitronensaft beträufeln und mit Pfeffer
übermahlen.

Mittags

Überbackene Zucchinischeiben

Zutaten:
3 kleine Zucchini
3 dünne Scheiben roher Schinken
6 kleine Kugeln Mozzarella
ein paar Basilikumblätter

Zubereitung:
Die Zucchini putzen, waschen und in nicht zu dünne
Scheiben schneiden. Auf Backpapier legen und im auf
180 °C (Umluft 160 °C) vorgeheizten Backofen auf bei-
den Seiten goldgelb backen. Inzwischen den Schinken in
feine Streifen und den Mozzarella in dünne Scheiben
schneiden. Die Zucchinischeiben zuerst mit dem Schinken bestreuen, dann den Käse darauf verteilen. Im Ofen
überbacken, bis der Käse geschmolzen ist.

FITNESS-DRINK
3 Tomaten mit 1 kleinen grob gehackten Schalotte in
den Entsafter geben. Mit Salz, Pfeffer und Kerbel
würzen.

Abends

Melone mit Schinken

Zutaten:
1 Stück Honigmelone
6 Scheiben hauchdünner Parmaschinken
4 Pumpernickeltaler

Zubereitung:
Die Melone in dünne Spalten schneiden und mit dem
Schinken anrichten. Dazu die Pumpernickeltaler essen.

SIEBTER TAG

Laufen Sie mit flottem Schritt eine Runde durch den nächsten Park, oder marschieren Sie an einem Flussufer entlang. Nach einer Wechseldusche sind Sie für den Tag gewappnet.

Morgens

Kräuterrührei mit Vollkornbrot
Zutaten:
2 kleine Eier
2 EL Mineralwasser
Salz, schwarzer Pfeffer
1 EL fein gehackte gemischte Kräuter
1 kleines Stückchen Butter
4 Pumpernickeltaler

Zubereitung:
Die Eier mit dem Mineralwasser verquirlen. Mit Salz und Pfeffer würzen, dann die Kräuter unterrühren. Die Butter in einer beschichteten Pfanne schmelzen lassen. Die Eiermasse hineingießen. Bei geringer Hitze stocken lassen, ab und zu mit einem Holzlöffel umrühren. Dazu die Pumpernickeltaler essen.

Ganz nach Ihren Vorlieben können Sie dazu Tee oder Mineralwasser ohne Kohlensäure trinken.

FITNESS-SNACK

1 Stück Salatgurke waschen und mit der Schale fein raspeln. Unter 1 Becher Naturjoghurt (1,5% Fett, 150 g) mischen. Mit Salz, Pfeffer und fein gehackten Dillspitzen würzen und abschmecken.

Mittags

Kalbsfilet mit Gemüse

Zutaten:
150 g Kalbsfilet
$^1/_4$ l klare Brühe
1 Möhre
2 Frühlingszwiebeln
100 g Zuckerschoten
1 kleines Stückchen Butter
Salz, schwarzer Pfeffer
1 EL fein gehackte gemischte Kräuter

Zubereitung:
Das Kalbsfilet in der Brühe 15 Minuten pochieren, herausnehmen und zugedeckt warm stellen. Das Gemüse schälen bzw. putzen. Karotte und Frühlingszwiebeln in 5 cm lange Streifen schneiden. Zuckerschoten evtl. halbieren. In der Brühe bissfest garen. Dann in etwas zerlassener Butter schwenken. Mit Salz, Pfeffer und den fein gehackten Kräutern würzen. Zum Kalbsfilet essen.

Trinken Sie dazu Mineralwasser oder mit Mineralwasser verdünnten Gemüse- oder Obstsaft.

Das Gemüse können Sie je nach Jahreszeit variieren. Besonders gut schmeckt auch bissfest gegarter grüner Spargel zum Kalbsfilet. Mit etwas zerlassener Butter beträufeln und mit Kerbel bestreuen.

FITNESS-DRINK
Unter 200 ml Buttermilch oder Kefir 1 EL fein gehackte Kräuter mischen. Sofort trinken.

BITTE BEACHTEN

Wenn Sie vor dem Schlafengehen gern noch etwas knabbern oder trinken, hier ein paar Vorschläge: Mischen Sie 2 fein gehackte getrocknete Aprikosen und 1 EL Vollkornhaferflocken unter 2 EL Speisequark. Bestreichen Sie 1 Scheibe Knäckebrot mit etwas Speisequark, und streuen Sie 1 EL fein gehackte Haselnüsse oder Walnüsse darüber.

Trinken Sie 1 großes Glas heiße Milch mit Honig. Machen Sie sich eine Knabbermischung aus 1 EL gerösteten Vollkornhaferflocken und ein paar Nüssen. Essen Sie 1 großen Apfel mit Kernhaus. Genießen Sie 1 große Portion Popcorn ohne Zucker oder Salz. Halbieren Sie 1 Kiwi, und löffeln Sie das Fruchtfleisch aus.

Abends

Gemischter Fruchtsalat mit Haselnüssen

Zutaten:
1 Orange
1 Kiwi
ein paar Weintrauben
2 EL Orangensaft
1 EL fein gehackte Haselnüsse
4 Pumpernickeltaler
1 EL Speisequark
evtl. flüssiger Honig

Zubereitung:
Die Früchte schälen bzw. waschen. Die Orange filetieren. Die Kiwi in Scheiben schneiden. Die Weintrauben halbieren. Die Früchte vermischen und mit dem Orangensaft beträufeln. Mit den Nüssen bestreuen. Die Pumpernickeltaler mit dem Quark bestreichen. Nach Wunsch mit etwas Honig beträufeln. Zum Fruchtsalat essen.

VERMEIDEN SIE NÄHRSTOFF-VERLUSTE

Licht, Luft, Wasser und Hitze können Vitamine und Mineralstoffe zerstören. Das heißt, wenn Sie Obst und Gemüse falsch lagern, zu lange waschen oder zu stark erhitzen, gehen wertvolle Inhaltsstoffe verloren. Deshalb sollten Sie Obst und Gemüse am besten täglich frisch in kleinen Mengen einkaufen und bald verzehren. Tiefgekühlte Produkte enthalten häufig mehr wertvolle Vitalstoffe als frisches Obst und Gemüse, da sie direkt nach der Ernte schockgefroren werden. Vitamine und Mineralstoffe werden dadurch eingeschlossen und vor äußeren Einflüssen geschützt. Wenn Sie frische Ware kaufen, dann am besten direkt beim Bauern oder beim Gärtner.

DARAUF SOLLTEN SIE ACHTEN:

➤ *Genießen Sie Obst und Gemüse wie beispielsweise Paprikaschoten, Tomaten, Gurken, Radieschen, Fenchel und Karotten sowie Salate möglichst roh*

➤ *Streuen Sie fein gehackte frische Kräuter immer erst ganz zum Schluss über gedünstetes Gemüse und andere Gerichte*

➤ *Bereiten Sie Gemüsegerichte erst kurz vor dem Verzehr zu*

➤ *Zerkleinern Sie Obst und Gemüse nur ganz grob und erst nach dem Waschen*

➤ *Wählen Sie nährstoffschonende Garmethoden wie dämpfen, dünsten, grillen oder in Folie garen*

➤ *Garen Sie Gemüse so kurz wie möglich*

➤ *Halten Sie zubereitete Gerichte nicht lange warm*

➤ *Trinken Sie regelmäßig frisch gepresste Obst- und Gemüsesäfte*

➤ *Knabbern Sie zwischendurch Rohkost oder frische Früchte*

Abnehmen leicht gemacht

Mit der richtigen Diät und sportlichen Aktivitäten können Sie Ihre Gewichtsprobleme in kurzer Zeit in den Griff bekommen. Was es mit den sogenannten Fatburnern auf sich hat, haben Sie bereits erfahren. Doch wie sieht es bei Ihnen mit sportlichen Aktivitäten aus? Denn eine Diät allein führt noch nicht zum Ziel.

Sind Sie eher der bequeme Mensch, der jede Möglichkeit nutzt, nicht einen Schritt zu viel zu tun? Dann sollten Sie schleunigst damit anfangen, mehr Bewegung in Ihren Alltag zu bringen. Das hat noch nichts mit Sport zu tun.

So einfach geht's:

➤ *Laufen Sie im Eilschritt zum Bäcker oder Zeitungsstand, wenn Sie Ihre Frühstücksbrötchen oder Ihre Tageszeitung holen*

➤ *Lassen Sie morgens den Bus oder die Straßenbahn zwei oder drei Stationen ohne Sie fahren, oder nehmen Sie das Fahrrad, um ins Büro zu kommen*

➤ *Nehmen Sie die Treppe anstelle von Fahrstuhl oder Rolltreppe*

➤ *Verbringen Sie die Mittagspause nicht in der Kantine, gehen Sie im nächsten Park spazieren, oder radeln Sie eine Runde um den Block*

➤ *Machen Sie zwischendurch immer wieder ein paar Gymnastikübungen, wenn Sie während der Arbeit viel sitzen*

➤ *Verschwenden Sie so wenig Zeit wie möglich vor dem Fernseher. Denn hier paaren sich Bewegungsmangel und vermehrte Kalorienzufuhr in Form von salzigen und süßen Knabbereien*

➤ *Machen Sie vor dem Schlafengehen noch einen kurzen Spaziergang, egal ob es draußen schön ist, regnet oder ob es schneit*

SPORTLICHE AKTIVITÄTEN

Sie müssen nicht wie die Profis jeden Tag stundenlang trainieren. Es ist nur wichtig, dass Sie sich regelmäßig bewegen. Dafür benötigen Sie weder das Fitnessstudio noch einen Tennis- oder Golfclub. Laufen durch den Park genügt. Das Stichwort heißt »Walking«. Es bedeutet nichts anderes, als sich mit flottem Schritt fortzubewegen. Dabei geht es nicht darum, Rekorde zu brechen, sondern einfach nur $1/2$ Stunde lang gleichmäßig und zügig zu gehen. Sie sollten beim Walking weder ins Schwitzen geraten noch Herzrasen bekommen. Laufen können Sie außerdem überall und zu jeder Tageszeit.

Wenn Sie morgens noch 10 Minuten ein paar Gymnastikübungen machen, Seilspringen oder ein Hanteltraining absolvieren, werden Sie schon nach kurzer Zeit feststellen, dass Sie sich wesentlich fitter und damit einfach wohler fühlen. Denn schon Bewegung allein lässt Pfunde purzeln und sorgt für eine knackigere Figur.

Auch Rad fahren und Schwimmen sind gut für die Figur, denn dabei sind viele Muskeln im Spiel. Drehen Sie also abends lieber noch eine Runde im Schwimmbad, oder genießen Sie Ihre Freizeit beim Radeln im Park, anstatt daheim zu sitzen und fernzusehen.

Sport macht bekanntlich Hunger. Greifen Sie jetzt nicht zu Dickmachern, sondern essen Sie stattdessen lieber ein Stück Obst, eine Quarkspeise oder einen Joghurt mit gerösteten Haferflocken. Löschen Sie Ihren Durst mit Mineralwasser oder einer Apfelsaftschorle.

BÜCHER, DIE WEITERHELFEN

Brand-Miller, Assoc. Prof. Jennie; Foster-Powell, Kaye; Leeds, Dr. Anthony: The Glucose Revolution G.I. plus, Hodder & Stoughton, London

Grillparzer, Marion: Fatburner. So einfach schmilzt das Fett weg, Gräfe und Unzer Verlag, München

Grillparzer, Marion: Die magische Kohlsuppe, Gräfe und Unzer Verlag, München

Grillparzer, Marion; Kittler, Martina: Fatburner. Das Ernährungsprogramm, Gräfe und Unzer Verlag, München

Hamm, Prof. Dr. Michael: Fit und schlank mit dem GLYX, Midena Verlag, München

Elmadfa, Prof. Dr. I; Aign, W.; Muskat, Prof. Dr. E; Fritzsche, Dipl. oec. troph. D.: Die große GU Nährwert-Kalorien-Tabelle, Gräfe und Unzer Verlag, München

Leeds, Dr. Anthony; Brand-Miller, Assoc. Prof. Jennie; Foster-Powell, Kaye; Colagiuri, Dr. Stephen: The glucose revolution, Hodder & Stoughton, London

Wade, Jennifer: Fatburner - Das Fitnessprogramm, Gräfe und Unzer Verlag, München

Hilfreiche Adressen:

Deutsche Gesellschaft für Ernährung (DGE), Godesberger Allee 18, D-53175 Bonn

Redaktionsleitung: Doris Birk
Redaktion/Lektorat: Silvia Herzog, Silke Schiemer
Gestaltung: independent Medien-Design
Produktion: Helmut Giersberg
Fotos: Studio Schmitz: U1 + U4 (5), Tom Roch: U4 (1)
Illustrationen: Henriette Rintelen: S. 9
Satz: Filmsatz Schröter GmbH, München
Druck und Bindung: Ludwig Auer GmbH, Donauwörth

ISBN 3-7742-4930-X

Auflage   8.   7.   6.   5.
Jahr   2008   07   06   05

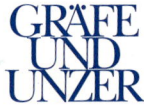

GRÄFE
UND
UNZER

Ein Unternehmen der
GANSKE VERLAGSGRUPPE